医師が教える

疲れない、太らない、老けない

ゼロポジ座り

整形外科医 中村格子 Kakuko Nakamura

講談社

はじめに

整形外科医である私のクリニックには、毎日、腰痛やひざの痛みなど体のあちこちに不具合を抱えた方がたくさん訪れます。

そのうちのまだ症状が軽い方々に、私はよく「予防のために運動をしてください」と伝えるのですが、大きな痛みがなくなるとみなさんすっかり忘れてしまい、何回伝えてもわざわざ予防のために運動を継続される方はほとんどいません。

多くの人にとって運動は、わざわざ時間を割いてやらなければいけなかったり、

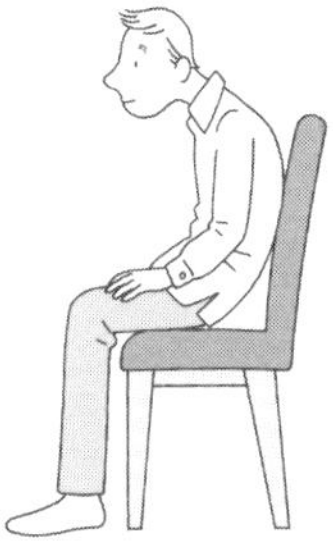

ウエアを揃えなければいけなかったりと何かと手間がかかり、ハードルが高いようです。

それにもかかわらず、みなさん、〝体の痛みを改善したい〟〝やせたい〟などといった希望は強いので困ってしまうのですが、そんな都合のいい願望を叶えられる魔法のような方法がたったひとつだけあります。

それはあなたの「座り方」を変えることです。

あなたは、一日に何時間、座っていますか？　どんな姿勢で、何をしていますか？　デスクワークの人などは、かなり長い時間、座っているのではないでしょうか？

日本人は、世界でも最も座っている時間が長いというデータがあります。朝から晩まで一生懸命働く、日本人の勤勉さが理由かもしれません。

また、家に帰ってもソファーでスマートフォンを見たり、テレビを見たりして過ごす人が多いと思いますが、そうすると一日のうちのほとんどの時間を座って過ごすことになります。

座っているときは、どうしても背中や腰が丸くなり、首を前に突き出した姿勢になりやすくなりますが、**この姿勢が実は、さまざまな体の不調を招いています。**首を前に出した猫背姿勢は、肩や首、腰などに過剰に負担をかけ、腰痛、肩こり、首こり、疲れなどを引き起こすのです。

整形外科の疾患の多くは、「習慣」性の動作の繰り返しで生じます。普段からこのような不調がある人は、「座り方」が悪い可能性が考えられますので、このような状態で長い時間座りっぱなしでいるのはよくありません。

だからといって、座らないことには仕事はできませんよね？　家の中でもずっと

立って過ごすわけにはいきませんよね？　長時間座っているからこそ、重要なのが毎日の「座り方」なのです。

ところで、〝自分の座り方は正しい〟と胸を張って言える人は、どのくらいいるでしょうか？　きっとほとんどいないのではないでしょうか。座っている人を見てみると、ほとんどが先ほど述べたような、背中や腰を丸めて首を前に突き出した姿勢になっています。

では、「正しく座ってください」というと、背中も腰もまっすぐに伸ばして、股関節やひざを90度に曲げた座り方をすると思います。

この座り方は、確かに見た目にもきれいな、よい座り方ではあるのですが、体幹のインナーマッスルが弱いと、この姿勢は長く保つことができずかえって疲れてしまい、余計な負担が生じたり、結局すぐに骨盤が後ろに倒れ、背中や腰が丸まった元の悪い座り方に戻ったりしてしまいます。

そこで私が整形外科医として提案したいのが、**疲れない理想的な座り方「ゼロポジ座り」**です。

その方法は本書で詳しくご紹介しますが、悪い座り方は、見た目が悪いだけでなく、体のこりや痛み、疲労感の原因になり、集中力が落ちたり、仕事のパフォーマンスも下がってしまいます。イライラしやすくなって人間関係にも悪影響を及ぼすこともあると思います。

このように、座り方が人の心や体に及ぼす影響は、想像以上に大きいのです。

でも、本書でご紹介するゼロポジ座りを取り入れれば、腰痛や腰の疲れを防ぐことができ、肩や首のこりが防げます。また、誰でも無理なく続けられ、体が疲れません。この座り方を続けて体に痛みがなければ、将来的には寝たきりの予防にもつながります。

さらにゼロポジ座りのすごいところは、座っているだけで体幹のインナーマッスルが自然と鍛えられるというところです。

つまり、**座り方を変えるだけで、わざわざ運動をしなくても、痛みや疲れのない体と、太りにくい体が手に入るのです。**

いつもの職場やリビングがジムに変わるわけですから、余計な時間もお金もかかりません。

それから、一日に何時間もの座り時間が楽になるので、集中力が高まり、仕事のパフォーマンスも上がります。見た目もよくなり、精神状態もよくなって、性格も明るく前向きになり、人間関係がスムーズになったり、仕事での成功にもつながるでしょう。家族にも今までより優しくできるかもしれません。

そう、座り方ひとつで、人生が変わると言っても過言ではないのです！

あなたの生活の大部分を占める長い座り時間を、楽で疲れないものに変えて、健康で幸せな人生を手に入れてください。

整形外科医　中村格子

目次

はじめに……3

第1章 世界一長く座っている日本人
——座りすぎが引き起こす恐ろしいトラブル——

日本人は一日に平均7時間も座っている……16
楽だと思っているその座り方、実は体に悪いんです……23
現代人に最も多い〝へそ折れ・あご出し座り〟は不調のデパートに……28
脚組み座りは、体をゆがませ肩こりの原因に……32

悪い座り方は脊柱管狭窄症などの病気も招く……33
悪い座り方の心身への悪影響はほかにも！……38
『ゼロポジション』と『ダメポジション』……42
コラム❶ 座っているときに何をしているかで健康寿命が変わる……45

第2章 究極の体にいい座り方 〝ゼロポジ座り〟とは？

究極の「座り方」とは股関節の開き方がカギ……48
110度程度に股関節を開いて座ると、骨盤がまっすぐに立つ……51
「姿勢と腰痛との関係」……56

ゼロポジ座りはなぜ体にも心にもいいのか？　そのすごい効果……60
コラム❷　パワーナップでパワーアップ……72

第3章　HOW TO ゼロポジ座り
――ゼロポジ座りをする方法――

〝ゼロポジ座り〟のコツはひざの位置を下げること……76
脚を開く幅はどれくらいがいい？……84
デスクとの位置関係も重要……85
ゼロポジ座りをしても骨盤が倒れる人は、ローカル筋を鍛えて……87
脚を組む癖がある人は内転筋のトレーニングで改善を……90

スマホの見すぎで前に出た頭をゼロポジに戻そう！……93
首を痛めない〝ゼロポジスマホ〟……100
正しい首の動かし方〝串刺しヘッドノッド〟……102
新幹線の普通席をグリーン席に変える魔法のゼロポジ……104
コラム❸ 夜のゼロポジション——まっすぐ寝る——……110

第4章 〝直角座り〟は筋トレになる！

直角座りをすると腸腰筋が鍛えられる……116
直角座りをしながら腸腰筋のトレーニング……124
コラム❹ 週にどれくらい運動したらいいのか？——努力を生かすために——……126

第5章　座り時間が長く続いたときのストレッチ

座り仕事の合間に立ち上がってストレッチを……130
［腰痛］……131
［首こり］……137
［肩こり］……138
［脚のだるさ］……139
［イライラ］……141
おわりに……142

第1章

世界一長く座っている日本人

――座りすぎが引き起こす恐ろしいトラブル――

日本人は一日に平均7時間も座っている

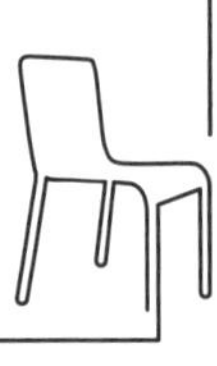

今、〝座りすぎ〟の悪影響が、世界各国で注目されています。

特に欧米では、座りすぎが及ぼす害についての論文がとても多く、**〝座りすぎは喫煙と同じくらい体に悪い〟〝座りすぎはがんのリスクを高める〟**など、さまざまな研究結果が報告されています。

オーストラリアもそんな国のひとつで、国を挙げて座りすぎ対策に取り組み、座りすぎ防止キャンペーンの動画も作られているほどです。

この背景には、２０１２年のオーストラリアのある研究で、座る時間が一日４時間未満の人たちより11時間以上の人たちのほうが死亡リスクが40％も高く、座っている時間が長ければ長いほど死亡リスクが高まるという衝撃的な結果が出たことな

グラフ1：**45歳以上のオーストラリア人における座位時間と死亡率の関係**（0〜4時間を1としたときの倍率）

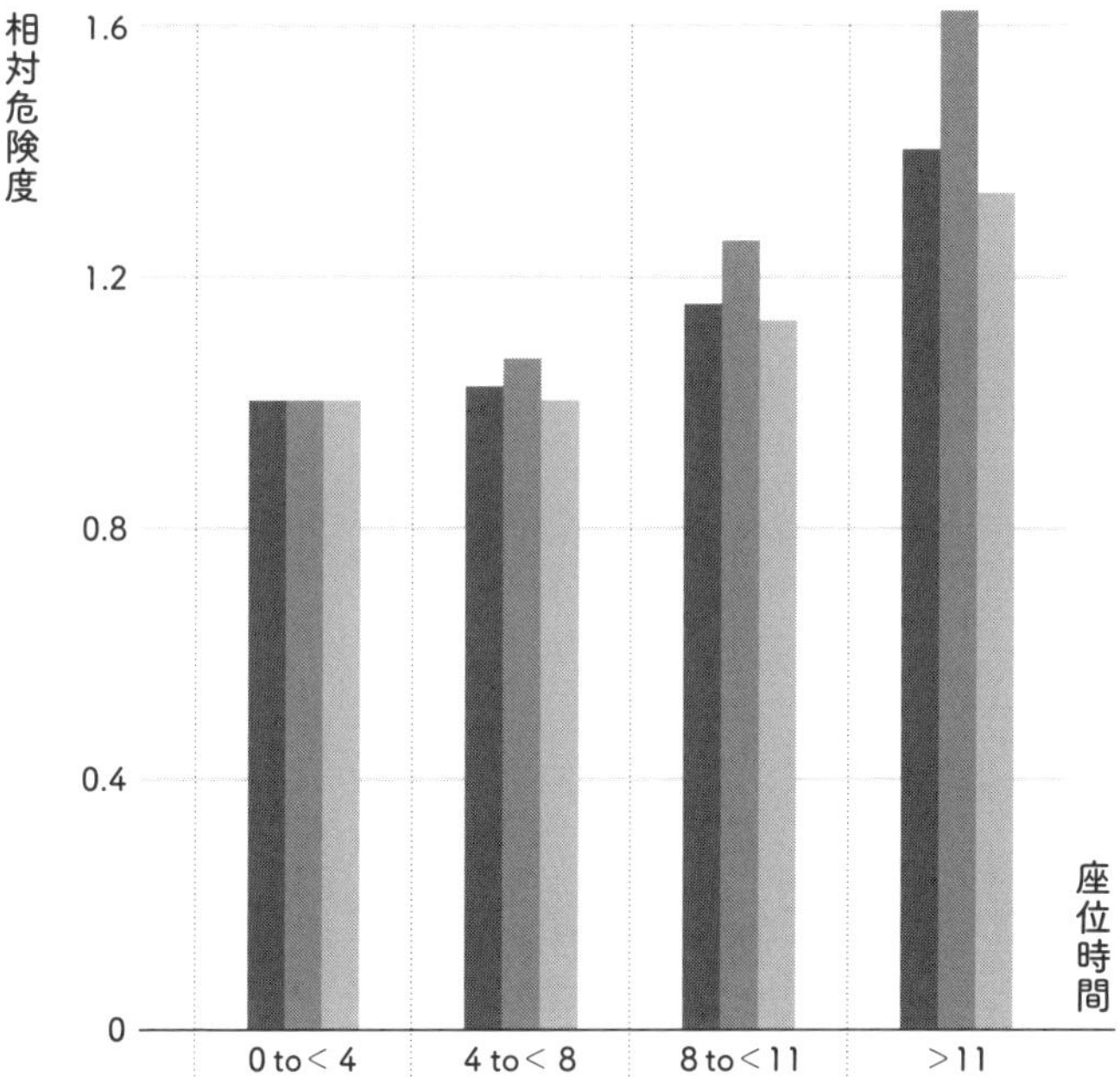

	0 to＜4	4 to＜8	8 to＜11	＞11
ALL	1	1.02	1.15	1.4
Women	1	1.06	1.24	1.62
Men	1	1	1.12	1.32

座位時間0〜4時間を1とした場合、座位時間が8〜11時間になると、男性で1.12倍、女性で1.24倍、死亡率がアップ。さらに座位時間が11時間以上になると、男性で1.32倍、女性で1.62倍も死亡率が上がる。

Hidde P et.al: Sitting Time and All-Cause Mortality Risk in 222497 Australian Adults. Arch Intern Med 2012

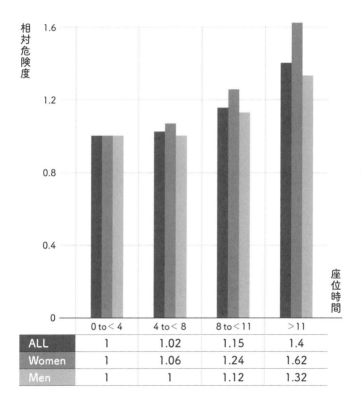

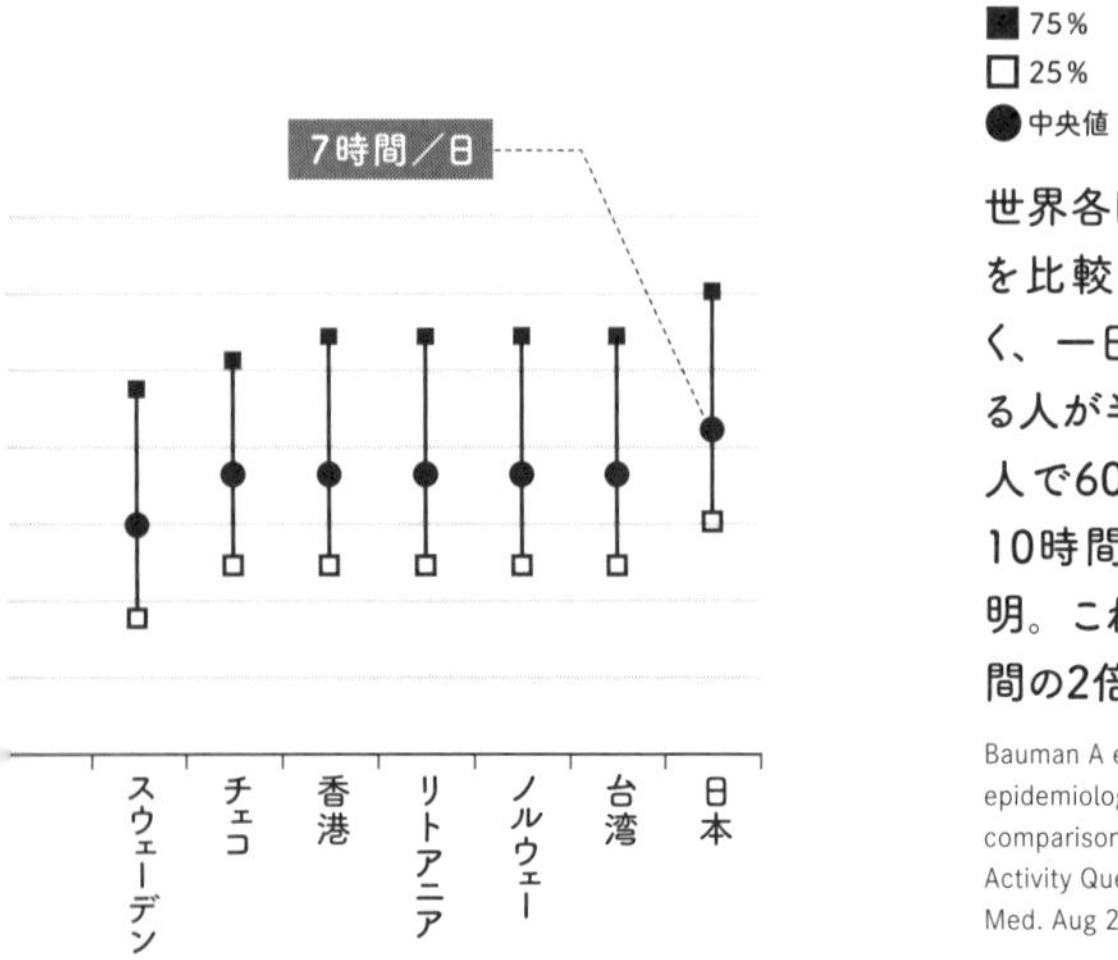

世界各国の一日の総座位時間を比較すると、日本は最も長く、一日に7時間以上座っている人が半数以上で、特に長い人で600時間、つまり一日に10時間も座っていることが判明。これは全体の平均座位時間の2倍もの時間にあたる。

Bauman A et al. The descriptive epidemiology of sitting. A 20-country comparison using the International Physical Activity Questionnaire (IPAQ).Am J Prev Med. Aug 2011;41(2):228-235.

どが影響しているようです（グラフ１）。

この結果をよく見ると死亡リスクは座位時間が０時間から４時間の人と４時間から８時間の人ではわずかしか差がなく、８時間以上から顕著に差が出ていることがわかります。つまり、８時間が大きなラインと言えそうです。

さて、そんな欧米諸国よりも座り時間が長いのが日本です。

日本人は、一日に平均７時間も座っていると言われています。

アメリカで２０１１年に発表された一

グラフ２：一日の総座位時間（自己報告）の国際比較
（国際標準化身体活動質問票：IPAQ-SV）

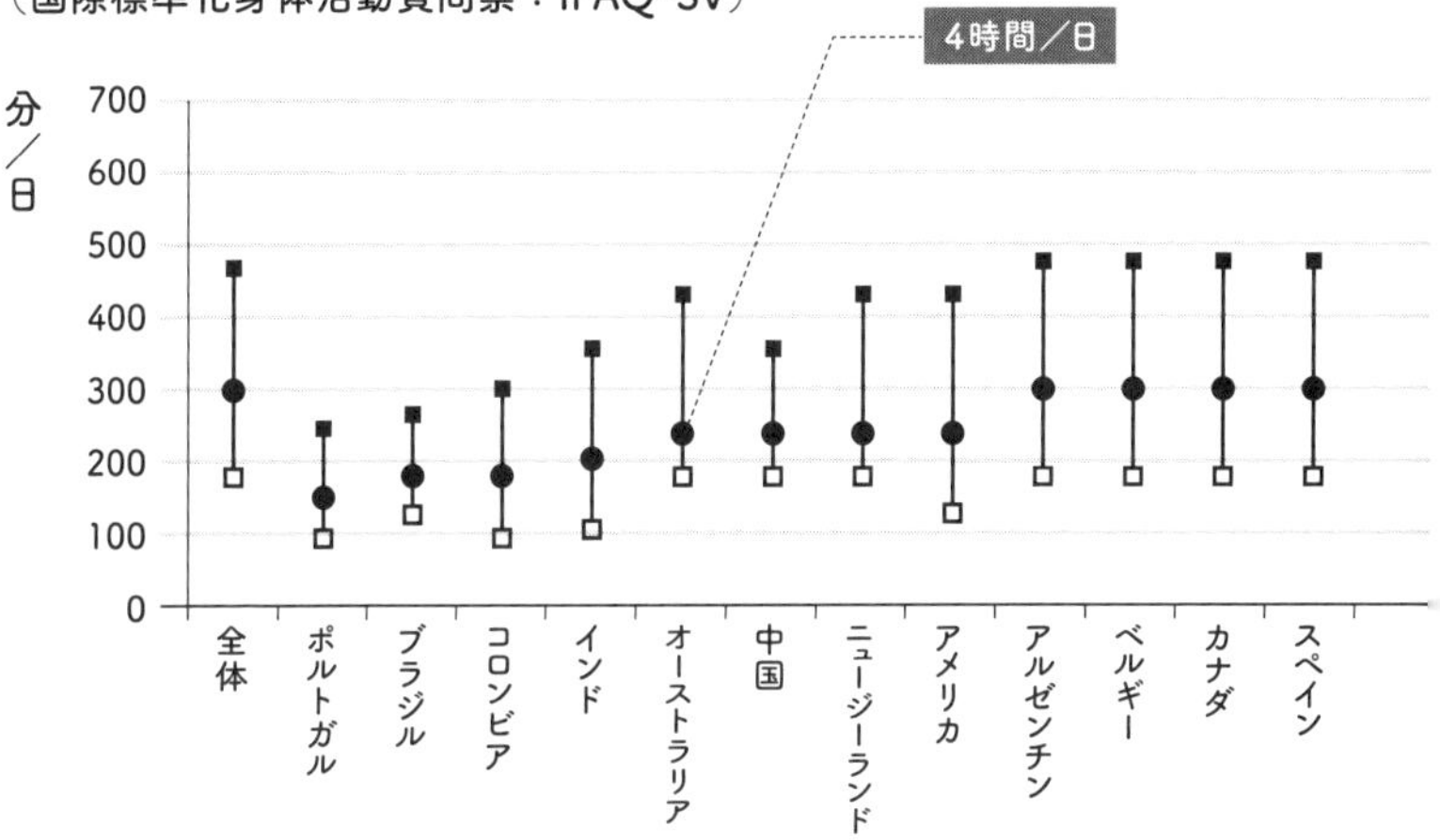

日の総座位時間の国際的比較の調査でも、日本はほかの諸外国に比べて一日の総座位時間が断トツに長く（グラフ２）、長い人で６００分、つまり10時間も座っているという結果も出ているのです。

しかしここで、みなさんは一つの疑問をもつかもしれません。

「そうは言っても、日本は世界有数の長寿国ではないか？」ということです。

確かに座っている時間が短い他国よりも日本の平均寿命は長いのです。

でも、健康寿命が短いのでは？と思う

グラフ3：**国別の平均寿命と平均健康寿命**

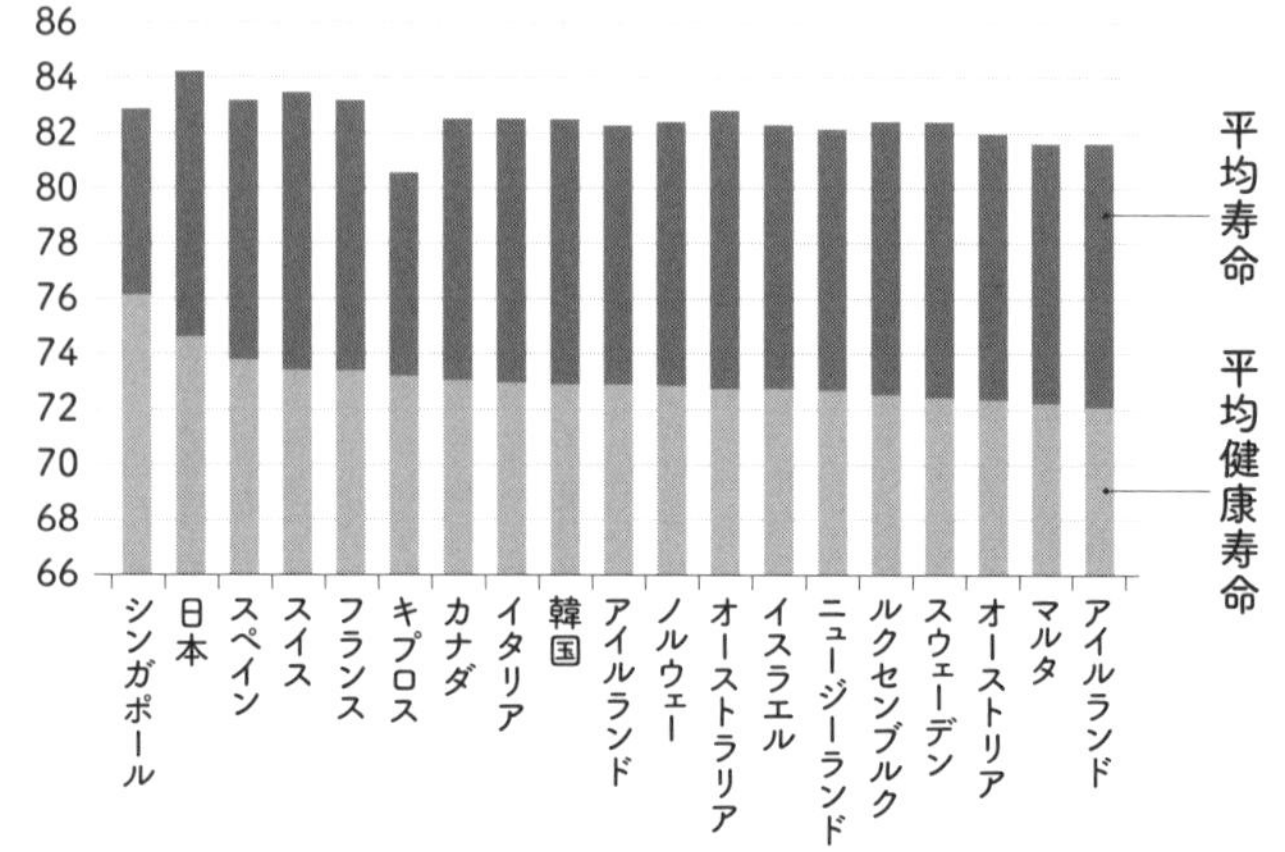

WHOが発表した2016年の国別の平均寿命と平均健康寿命（男女合わせたもの）。日本は平均寿命は世界一、健康寿命では2位となり、座位時間の短い欧米各国よりも平均健康寿命は長いという結果に。

人も多いかもしれませんが、なんと日本は健康寿命もシンガポールに続いて世界第2位（２０１６年）なのです（グラフ3）。

座っていることは、本当に悪いことなのでしょうか？

実は、アメリカの別の研究では、50歳から79歳の男女24万人以上を9年間追跡調査したところ、一日のテレビ視聴時間が長い人ほど、心臓血管系疾患での死亡率が高かったという報告もあります。

これはテレビが原因というわけではなく、テレビを視聴している時間とはつまり、「じっとして座っている時間」ということで、「何もせずにじっと座っている時間」が長いほど心臓血管系疾患での死亡率が高まると推測できます（グラフ4）。

つまり、座っていて「動かないで」いると血流が悪くなり、その時間が長いほど血流の悪い状態が慢性化して血管が老化し、心臓血管系疾患になりやすくなるためと考えられるのです。

ですから、座って仕事や作業をしている多くの人にとって、座っている時間が病気に直結するというのは少し短絡的かもしれません。


もちろん座りすぎの悪影響は問題視され、欧米の企業では、立って仕事ができるスタンディングデスクを取り入れているところも増えてきています。ただ、日本ではまだまだスタンディングデスクを取り入れているオフィスは少ないですし、スペ

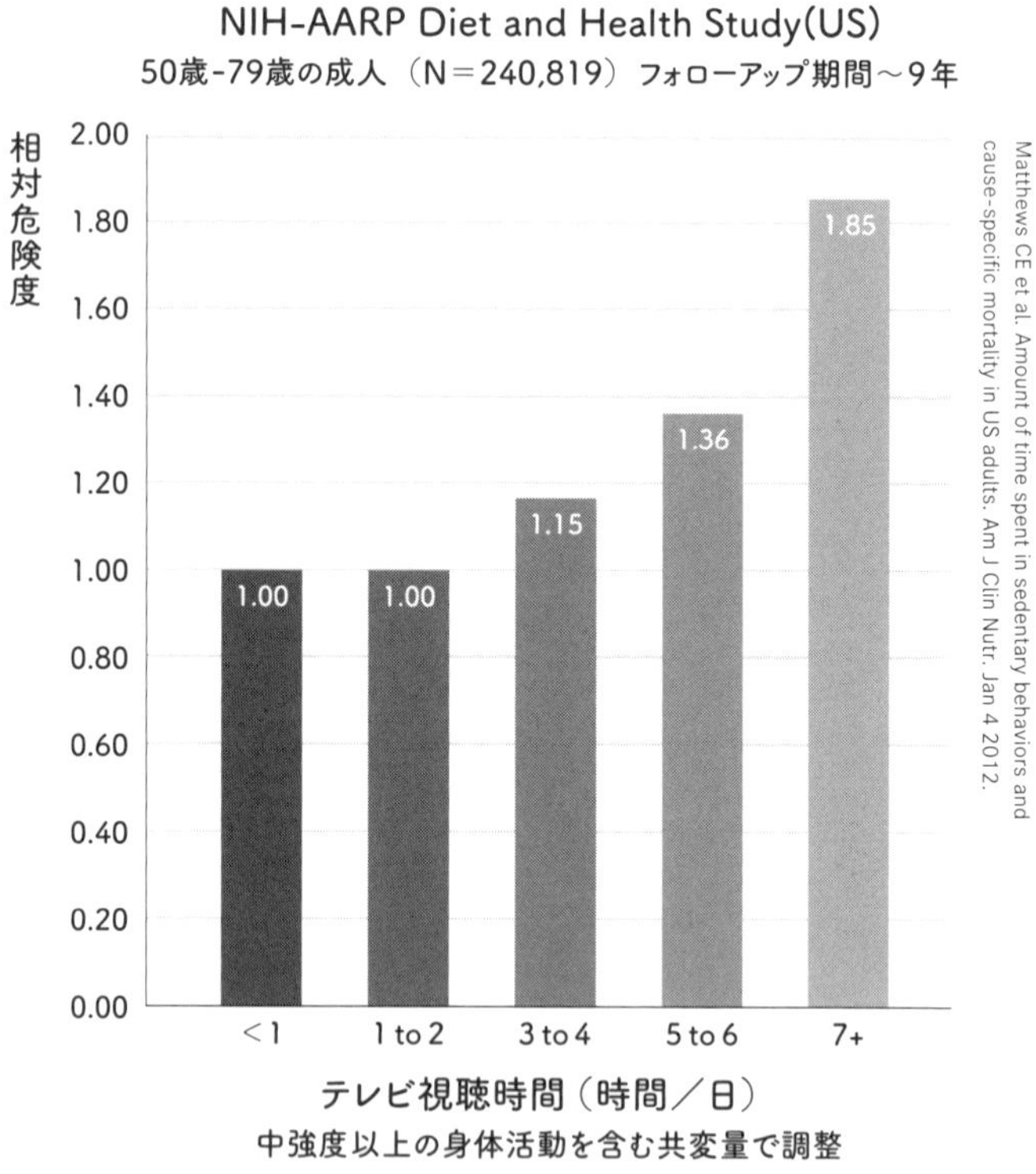

グラフ4：座ってテレビを視ている時間と
心臓血管系死亡率との関係

アメリカの50～79歳の男女24万人以上を9年間追跡調査した研究によると、一日のテレビ視聴時間が1時間未満の人を1としたとき、5~6時間の人は心臓血管系死亡率が1.36倍に上がり、7時間以上になると1.85倍にも上がる。つまりじっと座っている時間が長いほど心臓血管系死亡率が高まるということ。

ースやコスト面からも椅子に座ってのデスクワークという環境を変えられる人はほとんどいないと思います。また、座り時間を短くすることも難しいでしょう。

そこで重要になってくるのが、「座り方」です。じっと座っていれば心臓血管系疾患になりやすく、悪い姿勢で座っていれば腰をはじめ体にさまざまな不調を招きます。ですから、**座り時間の長い日本人である私たちにとって、いかに体に負担の少ない座り方をするかは非常に重要なテーマなのです。**

楽だと思っているその座り方、実は体に悪いんです

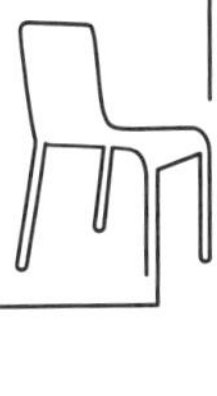

多くの人に見受けられる典型的な悪い座り方を挙げてみると、以下で紹介するような４つのパターンがあります。

あご出し座り

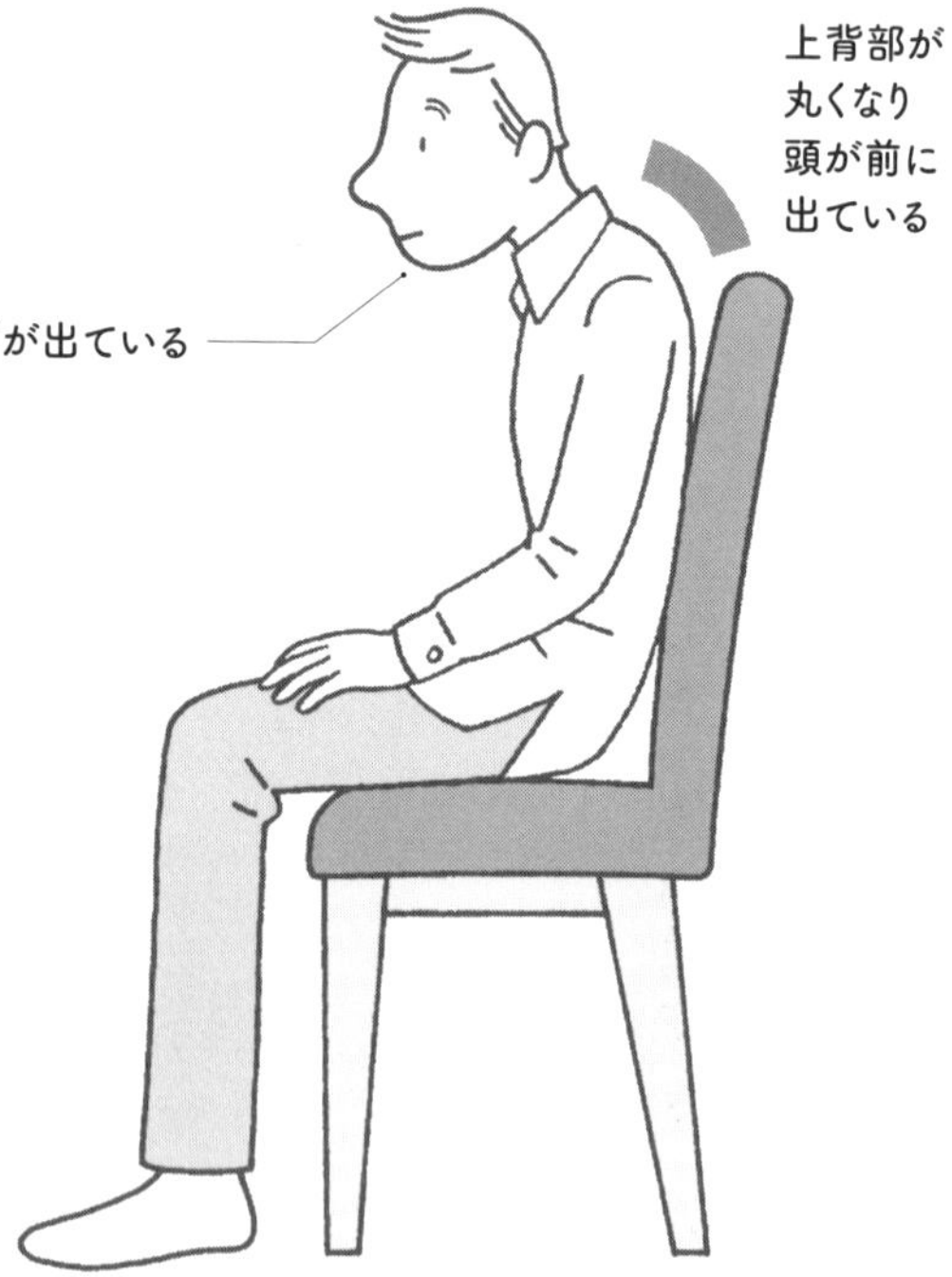
上背部が
丸くなり
頭が前に
出ている
あごが出ている

【起こりやすいトラブル】

肩や首のこりや痛み、腰痛、膝痛、ぽっこりお腹、

呼吸が浅くなる、イライラなど

へそ折れ座り

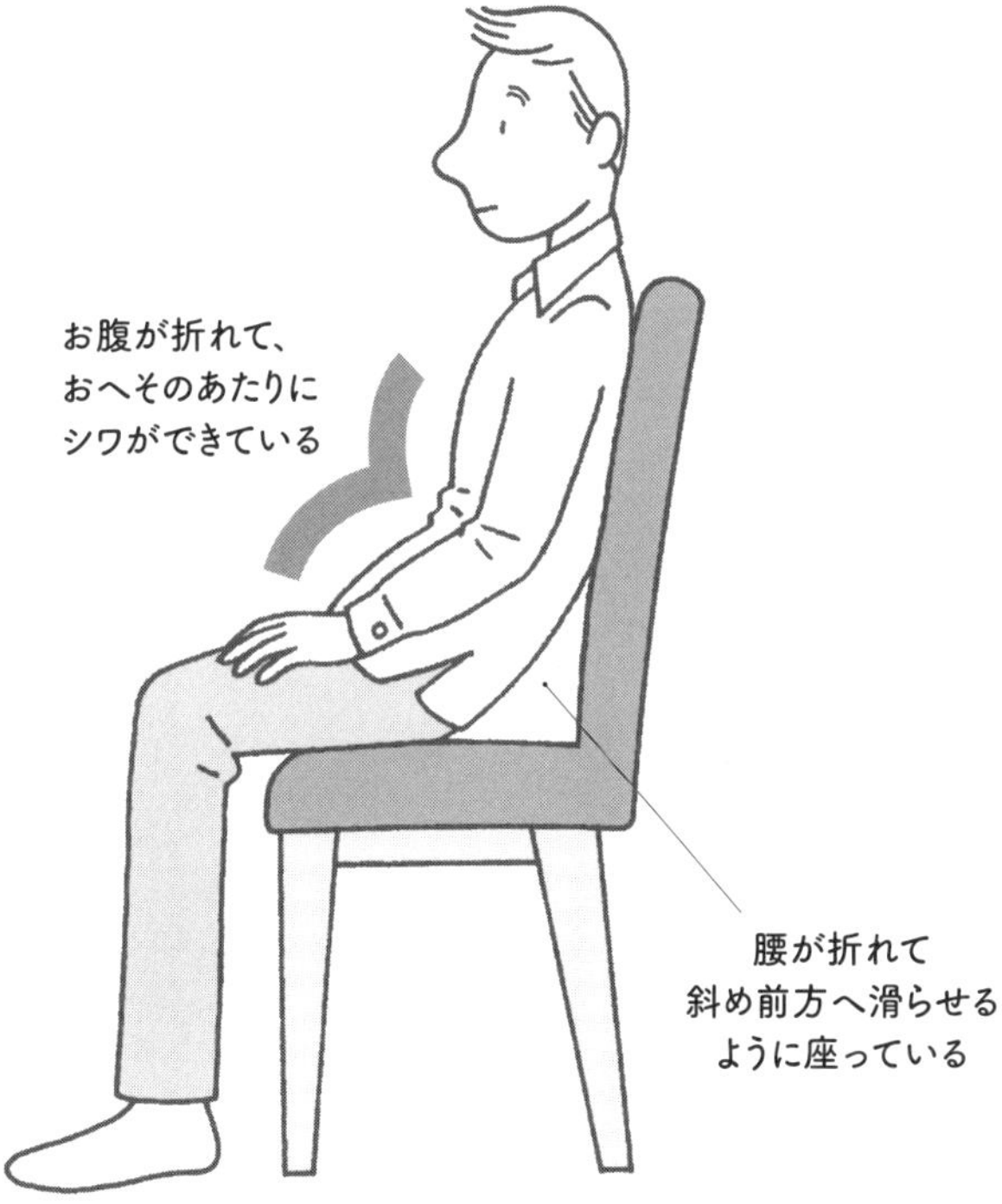
お腹が折れて、
おへそのあたりに
シワができている
腰が折れて
斜め前方へ滑らせる
ように座っている

【起こりやすいトラブル】

肩や首のこりや痛み、腰痛、

内臓機能の低下など

へそ折れ・あご出し座り

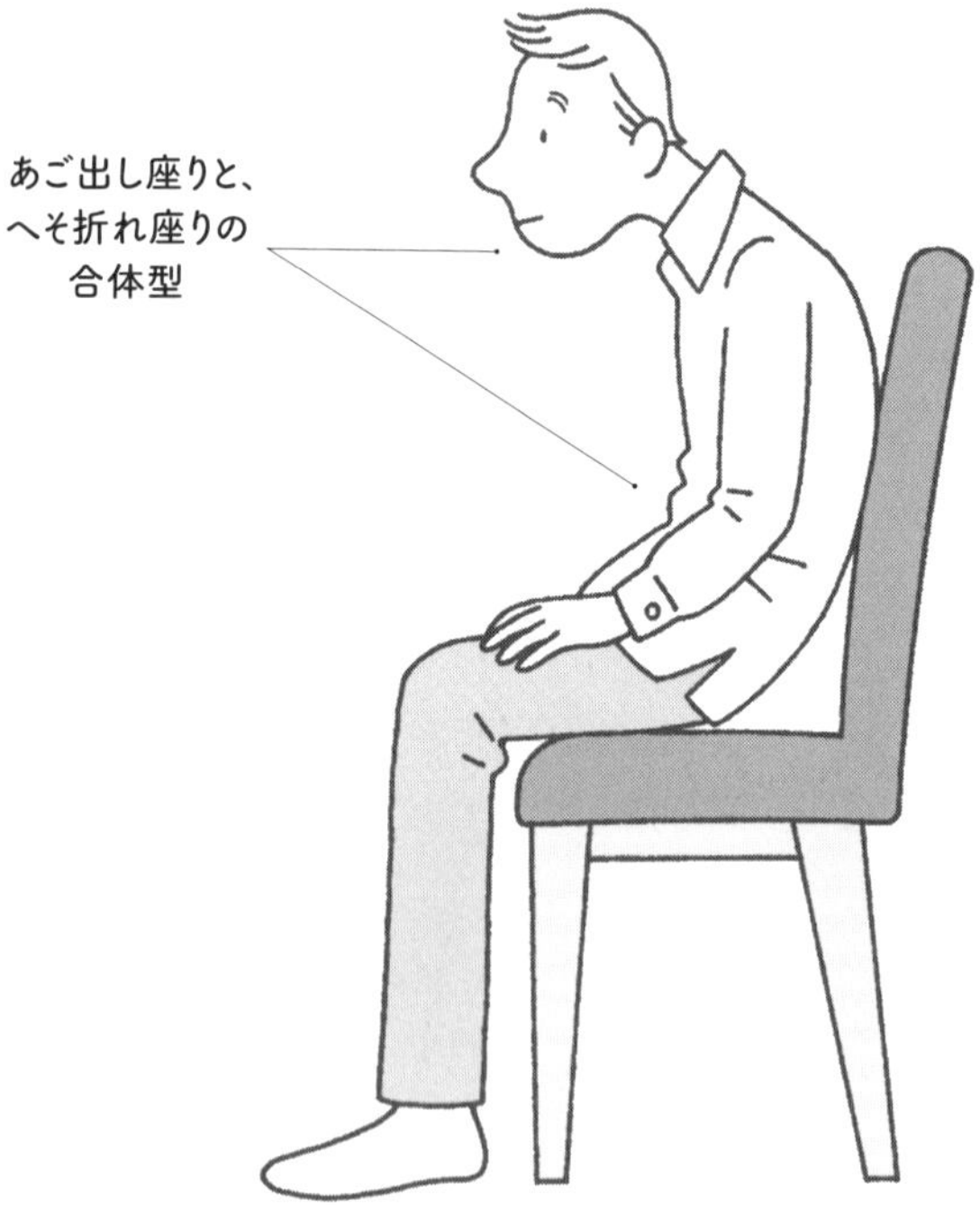

【起こりやすいトラブル】

体が硬い人に多く、あご出し座り、

へそ折れ座りの両方のトラブルが起きやすい

脚組み座り

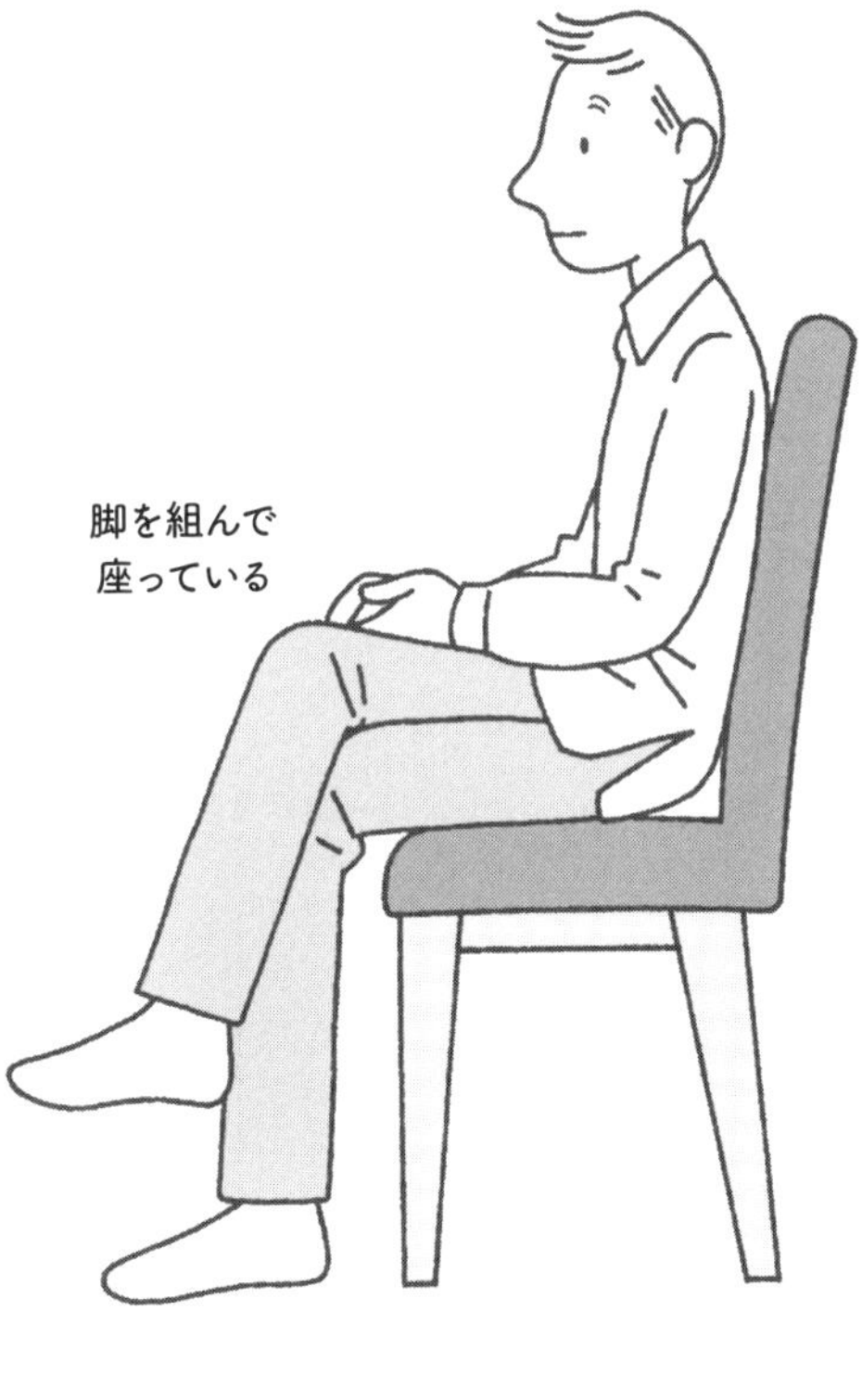

【起こりやすいトラブル】

肩や首の痛みやこり、
症候性側弯症、腰痛など

現代人に最も多い〝へそ折れ・あご出し座り〟は不調のデパートに

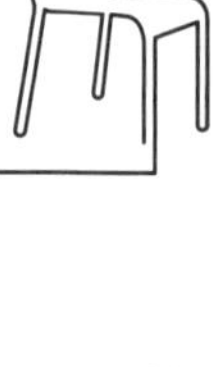

前項でご紹介したような悪い座り方が癖になっている人、多いのではないでしょうか。

特に最近、スマホの普及で増えたのが、**へそ折れ・あご出し座り**です。

椅子にもたれかかっていて骨盤は後ろに倒れていますが、スマホを見るので頭はかなり前に突き出した状態です。

そもそも人間の頭は5～6kgほどの重さがあります。これはなんとあのボウリングのボールと同じくらいの重さなのです。

本来、頭は、体の上にまっすぐにのっているのが正しく、この状態なら頭の重さ

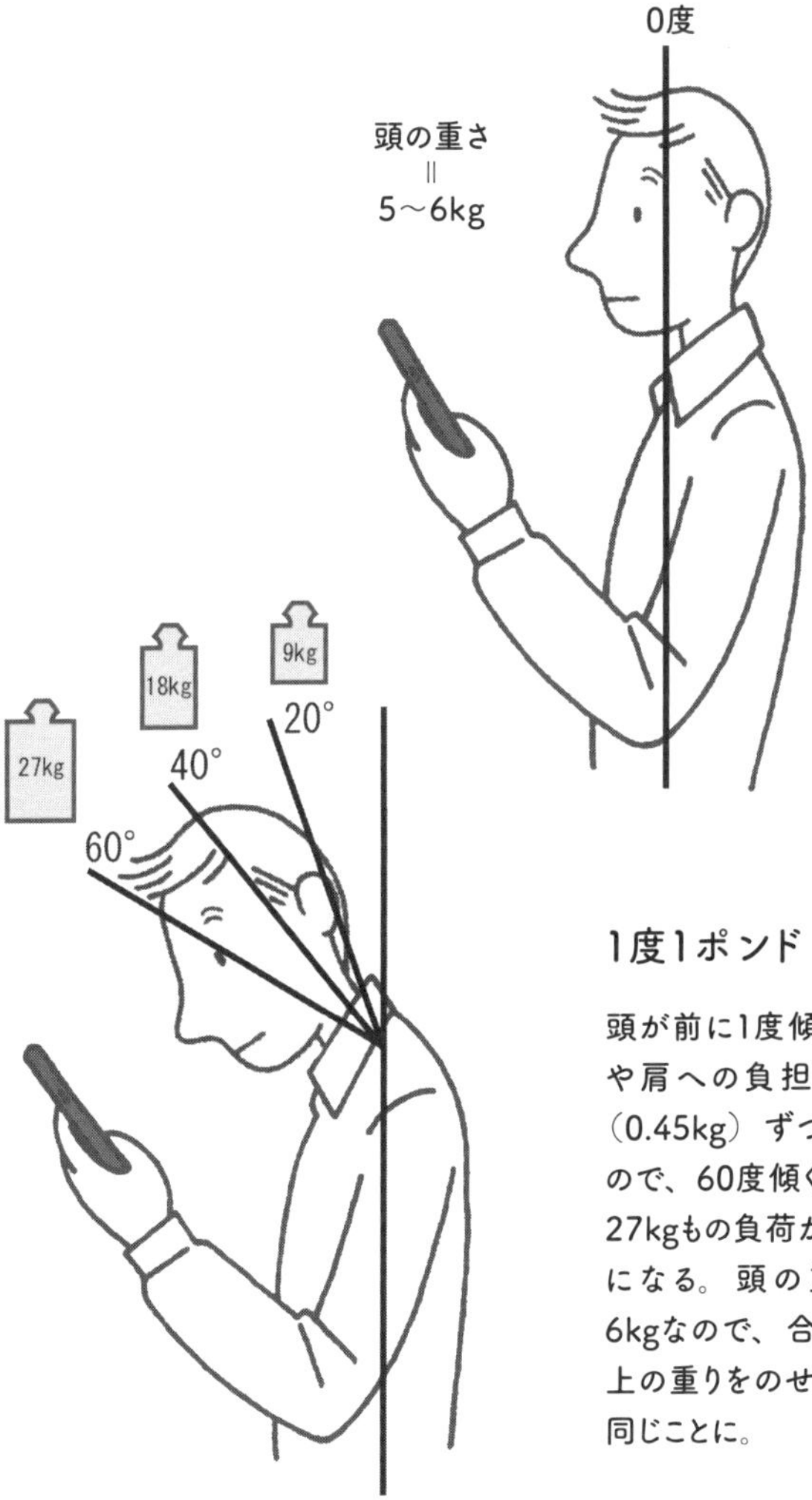

1度1ポンド

頭が前に1度傾くごとに首や肩への負担が1ポンド（0.45kg）ずつ大きくなるので、60度傾くと、なんと27kgもの負荷が増えることになる。頭の重さは5～6kgなので、合計30kg以上の重りをのせているのと同じことに。

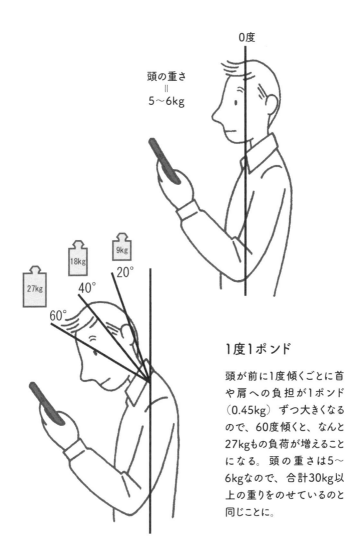

も背中と胸の筋肉でバランスよく支えることができ、肩や首にそれほど負荷がかかりません。

でも、頭が前に出ると肩や首にかかる負担が一気に大きくなります。

具体的には、頭が前に1度傾くと首や肩にかかる負担が1ポンド（約0・45kg）大きくなると言われているので、例えば頭が15度前に傾斜していると、肩や首にかかる頭の重みが、通常の約2倍の12kgほどにもなります。

スマホを見ているときは、頭がもっと前に出て60度ほど前に傾斜しますが、このときに肩や首にかかる負荷は、さらに大きく、27kg増にもなります。これは**2ℓのペットボトル14本分**にも相当します。

このような大きな負荷が肩や首にかかるので、筋肉が緊張してしまい、肩や首のこりや痛みが生じてしまうのです。

また、椅子にもたれかかっているので体は楽に感じるかもしれませんが、骨盤が後ろに倒れ、腹筋も背筋もきちんと使われていないので、腰の骨だけで体を支えなければならず、過剰に負担がかかり腰痛やヘルニアも起こりやすくなります。

さらに骨盤が後ろに倒れていることで、股関節やひざが伸ばしにくくなってひざが曲がったままになるので、ひざの痛みも起こります。

このように今、最も多くの人がしているへそ折れ・あご出し座りは、体にとても負担がかかる悪い座り方と言えます。

これが習慣化してくると、高齢になったときにさまざまな不調により自分の足で歩けなくなる可能性も。ですから、今のうちから座り方を改善する必要があります。

脚組み座りは、体をゆがませ肩こりの原因に

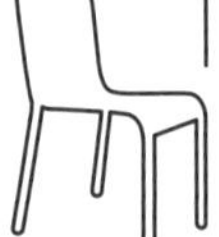

脚を組んで座る癖がある人も多く見受けますが、こちらもさまざまな不調を招き、おすすめできません。

海外の研究で、脚を組んで座った場合と、そうでない場合を比較した興味深いデータがあります。

一日に脚を**3時間以上**組んで座る人は、肩が前のめりになって頭が前に出て、骨盤が後ろに傾いてゆがみ、その結果、組んでいない人に比べて肩こりになりやすいということが報告されています。

脚を組んで座る場合は、ときどき左右の脚を組み替えるようにすれば、体のゆがみは防げると言われていますが、一日に3時間以上脚を組んで座る人は、ときどき

組み替えたとしても、肩こりなどが起きやすくなるのです。

悪い座り方は脊柱管狭窄症などの病気も招く

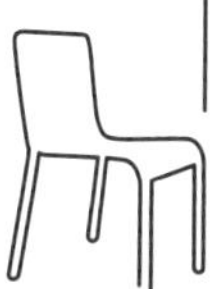

座っているときに最も起きやすいトラブルに腰痛がありますが、悪い座り方によって腰痛が起こるしくみをさらに詳しくお話ししましょう。

みなさん、**「アライメント」**という言葉をご存じでしょうか？　あまり聞きなれない言葉かもしれませんが、これは姿勢の基礎となる**「骨格の並び」**のことです。

体にはたくさんの骨がありますが、その骨と骨をつなげるジョイント部分が関節です。良好なアライメントである状態というのは、この関節ひとつひとつの中心に体重がのっている状態を言います。

例えば、私たちの体をヨットだとすれば、理想的なアライメントの状態とは、脊《せき》椎《つい》（背骨）である〃マスト〃がまっすぐ垂直に立っていて、いろいろな関節や筋肉が各方向から帆のように均等に背骨を引っ張り、ゆがみなく支え合っている状態と言えます（左ページの図）。

しかし、悪い座り方になっていると、関節のバランスが悪くなっているので周囲の筋肉や靭帯《じんたい》がちょうどよい張力を発揮できなくなります。するとそちらに引っ張られないようにほかの関節や筋肉はがんばり続けなければならなくなります。

悪い座り方が癖になると、このように無理な力がかかった状態が続き、その部分に負担がかかります。こうしてこりや痛み、疲れが生じてしまうのです。

放置して慢性化すると、脊柱管狭窄症《せきちゅうかんきょうさくしょう》や腰椎《ようつい》すべり症などといったさまざま

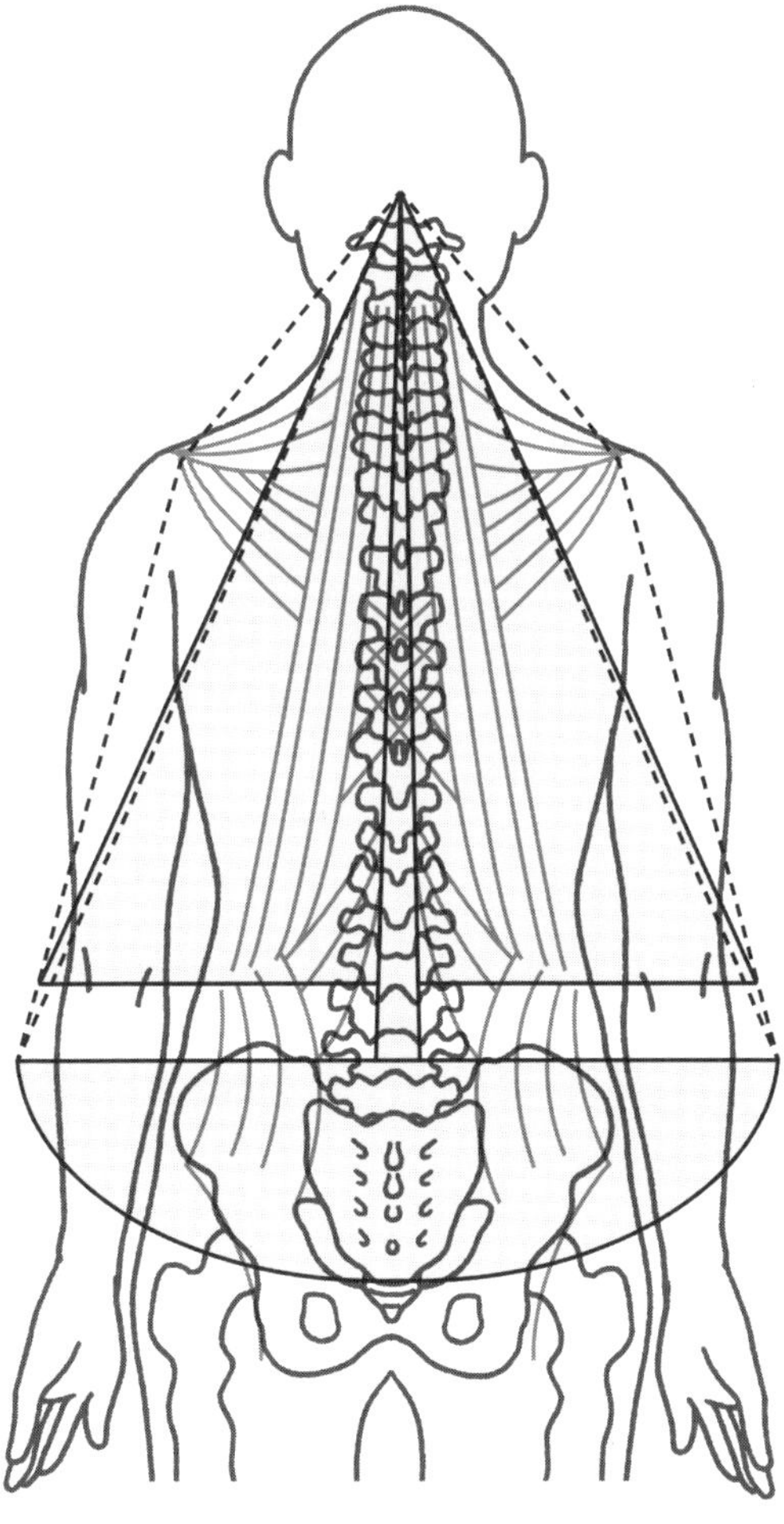

ヒトの体はコラーゲン繊維が幾重にもあり、
お互いが張力を働かせながら均衡を保っている。

な病気を招く場合もあります。

例えば、骨盤を後ろに倒して座っていると、体は後ろに引っ張られないようにするため頭を前に出してバランスをとろうとします。その結果、肩や首のまわりの筋肉に過剰に負担がかかり、こりが生じるのです。

そして、もっと恐ろしいことには、このような**悪い座り方を続けていると、体はそれが正しい位置だと誤認識してしまうので要注意**です。

体の各関節の中には「固有感覚受容器」というセンサーのようなものがあります。このセンサーは、重力に対して体の関節や筋肉をどの位置や角度にもっていくとよいかを瞬時に感知し脊髄に伝える、いわばGPSシステムのような役割があり、私たちの意思とは全く関係のないところで体を調節しています。

私たちが段差の高さに合わせて足を上げられるのも、目を閉じて両手を同じくらいの高さに上げられるのも固有感覚受容器が働くからです。

そして、よいアライメントを保とうとするのも固有感覚受容器の働きなのですが、悪い姿勢が続くと、センサー自体が鈍ってしまい、徐々にその悪い姿勢を正しい状態だと間違って認識してしまいます。

するとよい座り方に直そうとしても、どこが正しい位置なのかわからなくなってしまい、さらには体は悪い姿勢のほうに戻そうとしてしまいます。

ですから悪い座り方が長く習慣化しているほど直すのは難しくなります。

座り方を直したら、できるだけその姿勢を続けて習慣化させ、それがよい状態なのだと体に再認識させなければなりません。悪い座り方が習慣化するというのは、それほど体によくないことなのです。

悪い座り方の心身への悪影響はほかにも！

悪い座り方によって生じる不調はほかにもあります。

あご出し座りや、へそ折り座りのように、背中を丸めたり、お腹を折り曲げて座っていると内臓が圧迫されます。すると、**消化不良や胃もたれ、逆流性食道炎、便秘**などといった内臓のトラブルが起きやすくなります。

また、脳の血流も悪くなり、**集中力の低下**も招きます。

このことについては、私自身、高校時代に医学部の受験勉強をしていたときに体験して気がついたことがありました。

私は勉強をしているとき、骨盤をまっすぐに立てて座っていると緊張感が増し、やる気がアップして集中力も途切れないのを感じていました。

しかし、椅子にもたれかかって骨盤を後ろに倒して座ると、必ず眠くなったり効率が悪くなったりしてしまい、集中力が続かないのです。

今から思えば、骨盤を後ろに倒しすぎると、お腹や背中の筋肉が働かず血流が悪くなって、脳の血流も悪くなり、自律神経がうまく機能しなくなっていたからだと思います。

これは今も同じで、執筆や仕事のときに、座り方が悪いと集中力が続かず、効率が悪くなってしまうのを感じます。

集中力や仕事の効率だけの問題ではありません。背中が丸くなって猫背になっていると、胸が圧迫され呼吸が浅くなることで、代謝が落ちるうえ、自律神経のうちの交感神経が優位になってイライラしやすくもなります。このような状態では、人間関係のトラブルも増えてしまいかねません。

悪い座り方のデメリット

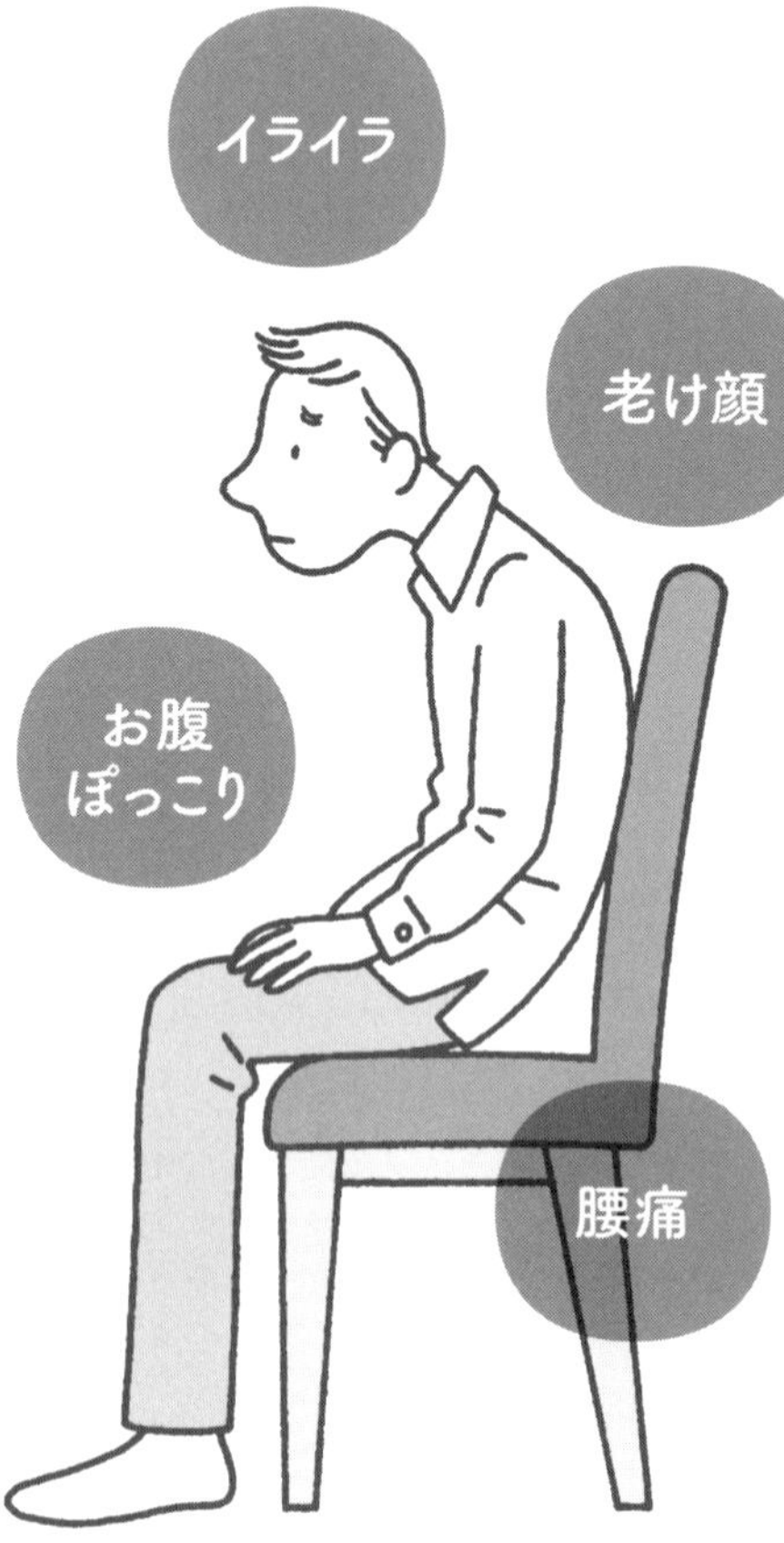

そのほか、当然のことながら、悪い座り方をしていると見た目のデメリットもあります。

人の印象は3秒で決まると言われていますが、椅子にもたれかかってあごを突き出してだらっと座っている人は、だらしなく見えますし、実年齢以上に老けた印象を与えてしまいます。また、あごを出した姿勢が続くと、口元にある口角下制筋が引っ張られて口角が下がるため、ほうれい線やマリオネットラインが目立ってしまい、老け顔にもなりかねません。

さらには体に痛みや疲れも出るので、気分が落ち込みがちになって表情も暗くなってしまいます。

また、もたれかかって座っていると腹筋や背筋が使われず衰えてしまい、お腹がぽっこりと出やすくなります。基礎代謝も落ちるので太りやすくなって体型全体がくずれてしまいます。

このように悪い座り方が引き起こす悪影響は、外見、内面ともに想像以上に大きいのです。

『ゼロポジション』と『ダメポジション』

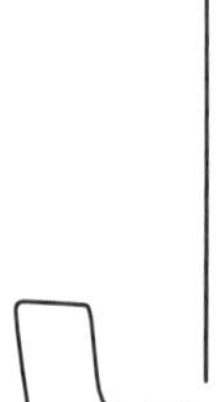

さて、33ページでご説明いたしましたが、**ニュートラルで良好なアライメントの状態は、骨格のゆがみがゼロであるため、医学的に「ゼロポジション」と言います。**

ゼロポジションだと、前後左右で支えている筋肉や靱帯が理想的な緊張を保っているので余計な負荷がかからず、体にとって無理のない、いわば最も楽な状態と言えます。

逆に、悪い姿勢になっていると、関節に均等に体重がかからず、関節の一部分に偏って負荷がかかります。すると、周囲の筋肉や靱帯のバランスもくずれ、ゆがみやこり、痛みにつながります。

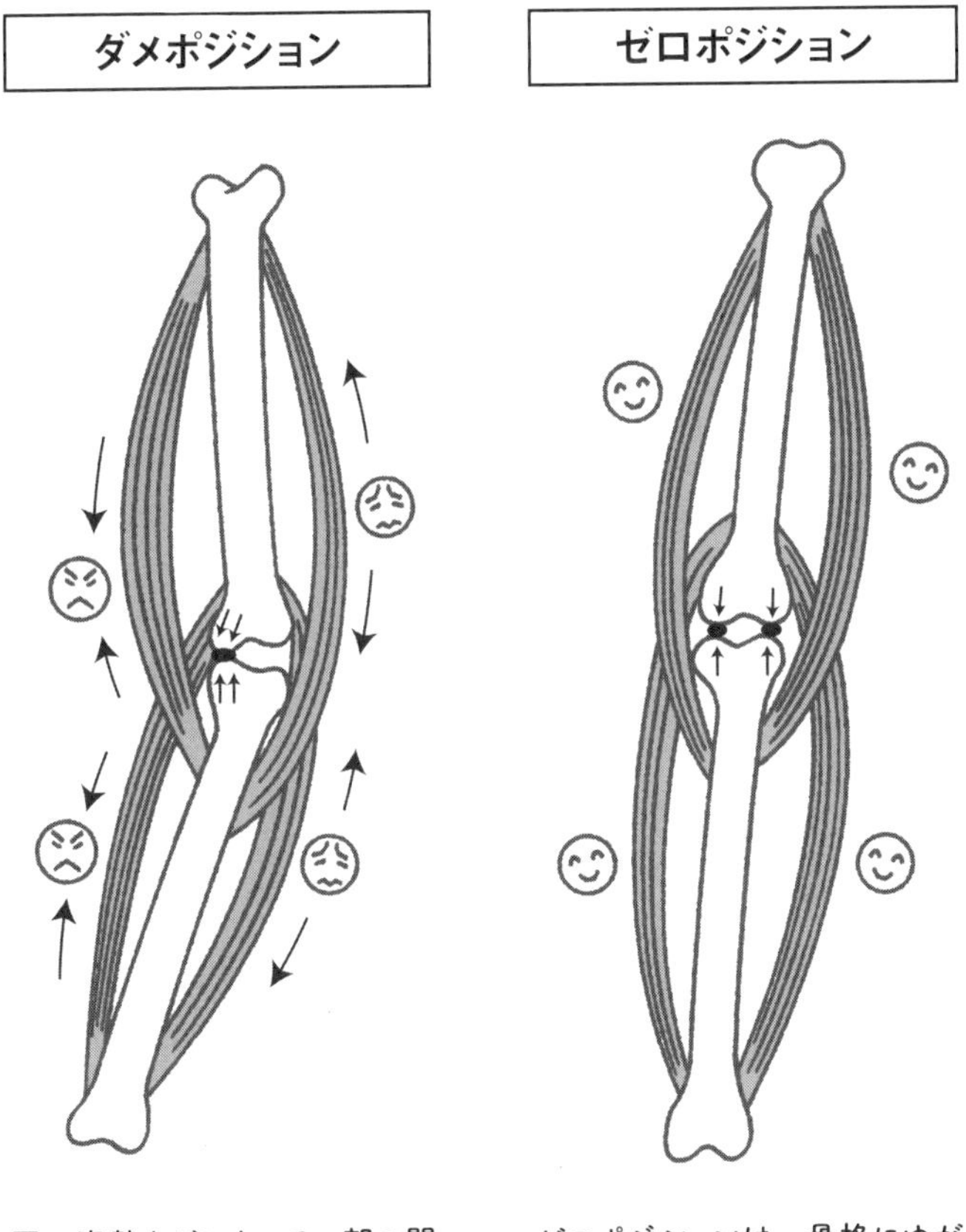

悪い姿勢などによって一部の関節に偏って体重がのっているため、それを支えようとして片側の筋肉や靱帯は縮み、反対側は伸びるというようなアンバランスが起き、関節に負担がかかって痛みや疲れが生じやすい。

ゼロポジションは、骨格にゆがみがなく、すべての関節の中心に均等に体重がのっている状態。前後左右で支えている筋肉や靱帯のバランスがとれているので、どこにも無理な力がかからず、痛みや疲れが生じにくい。

ですから、体は常にゼロポジションになっているのが理想的な状態と言えるのです。

座り方も、実はこのゼロポジションがカギ。

長時間座っても疲れず、痛みが起きず、内臓にも負担がかからないようにするためには、体の関節をゼロポジにして座ることが重要なのです！

次の章では、この「ゼロポジ座り」のやり方について詳しくご説明します。

コラム❶

座っているときに何をしているかで健康寿命が変わる

座っていることがまるで罪悪であるかのように言われますが、実は最近の研究で健康長寿には「読書」がよいという報告があるのをご存じでしょうか?

一日30分読書をしている人としていない人では、性別や年齢に関係なく読書している人のほうがなんと20%も長生きするというのです。これは雑誌や新聞よりも本のほうがより効果的なのだそうです。読書は、認知機能にもよい影響を与えます。

前述したようにテレビを見ていると寿命が縮まるというデータがある一方で、読書をしていると長生きするということは、座っているときにどんなことをしているかがとても重要であるということを意味しています。
今この本を手に読書をしているあなたは、きっと健康で長生きできることでしょう！

Key takeaway：一日30分の読書で健康寿命が延びる

第 2 章

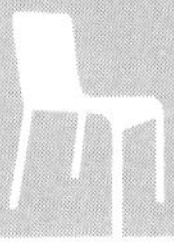

究極の体にいい座り方 〝ゼロポジ座り〟とは？

究極の「座り方」とは股関節の開き方がカギ

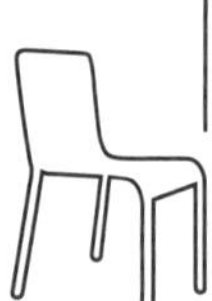

みなさん、〝よい座り方〟というと、どんな座り方をイメージしますか？ほとんどの人が、股関節とひざを90度に曲げ、背筋を伸ばして骨盤をまっすぐにアップライトに立たせた座り方、いわゆる〝直角座り〟をイメージするのではないでしょうか。

この座り方は、確かに見た目にもきれいに見えるよい座り方ではあります。でも、体幹の筋肉が相当しっかり鍛えられていないと、骨盤をまっすぐに立たせて保つ力がないため、大半の人はすぐに「疲れた」「続けられない」と感じることでしょう。そして、ほとんどの人は、数分程度しかこの座り方を続けられず、すぐに骨盤が倒れた悪い座り方に戻ってしまいます。

直角座り

〈90度座り〉

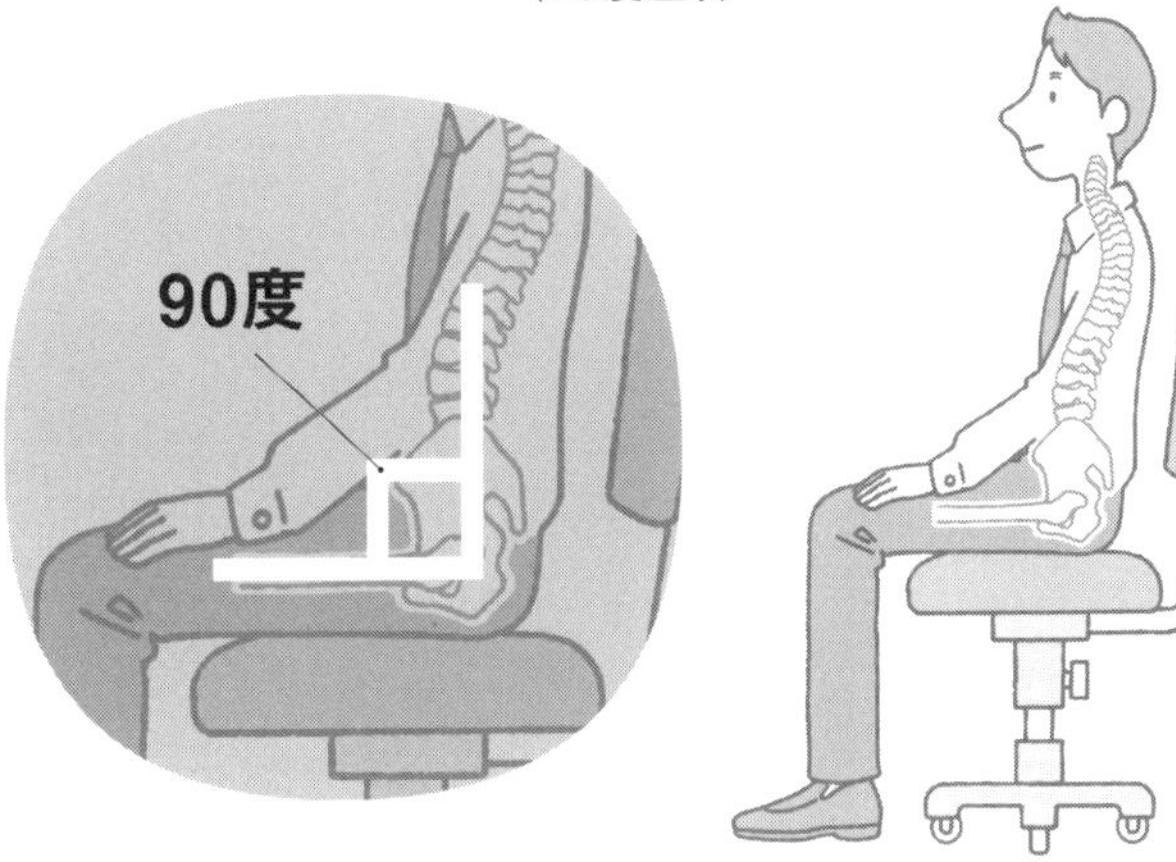

ですから**直角座りは、筋力が十分にない人にとっては、実は「疲れる座り方」と言えます。**

私が整形外科医としておすすめする、長く座っていても疲れない座り方とは、**〝股関節の角度〟**に秘密があります。

よい座り方をしようとすると、みなさん、背すじをまっすぐに伸ばすことばかり考えがちですが、疲れない座り方のカギとなるのは、実は

ゼロポジ座り

〈110度座り〉

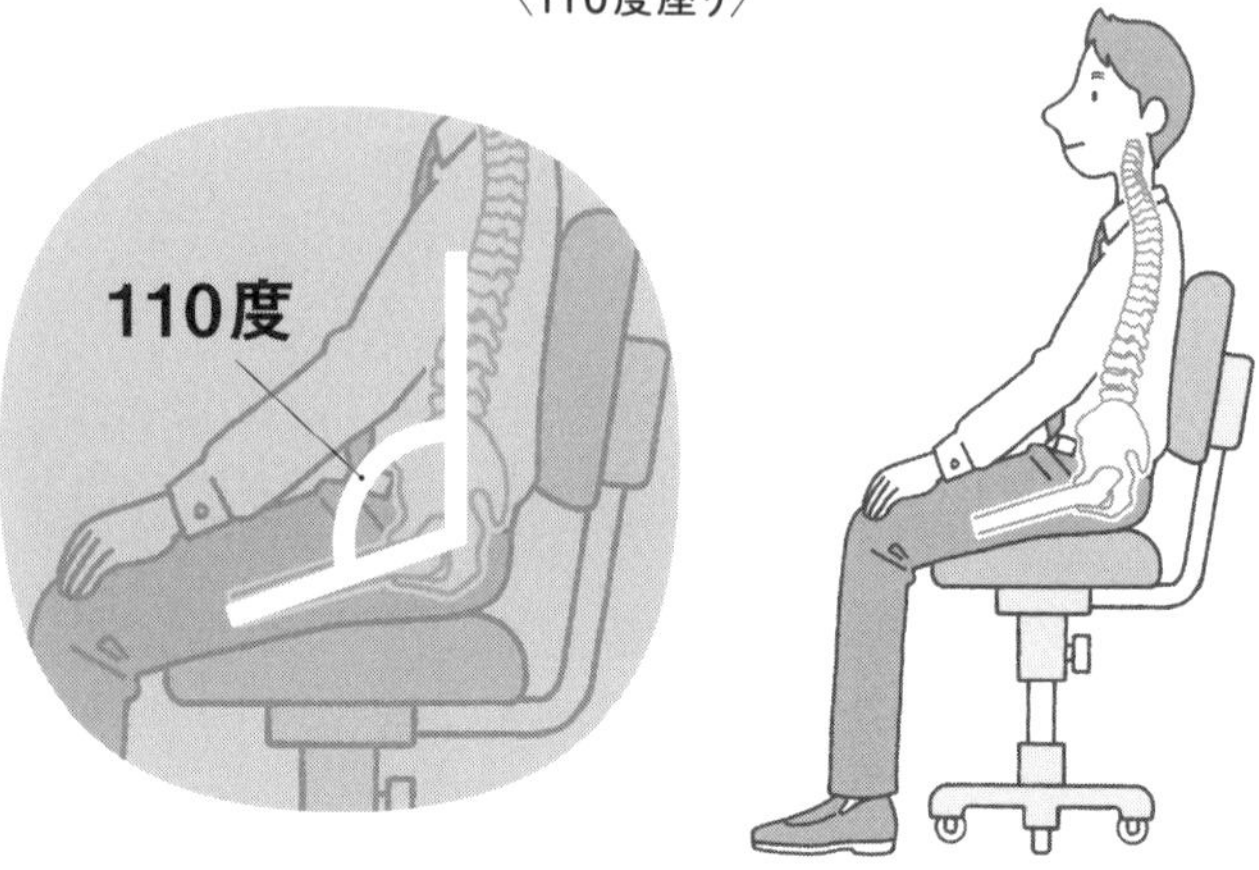

〝股関節〟なのです。

しかも座ったとき股関節を90度に曲げるのではなく、それよりもやや広い110度程度に開きます。こうすると脊椎にゆがみのない、ニュートラルなゼロポジションになります。

私はこれを、**〝ゼロポジ座り〟**と名付けました。

この座り方が、整形外科医の私が考える、最も体に負担がかからない究極の座り方です。

その理由を詳しくお話ししましょう。

110度程度に股関節を開いて座ると、骨盤がまっすぐに立つ

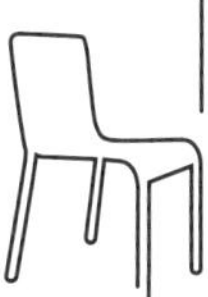

私たちが立っているときには、骨盤の上にまっすぐに腰椎（脊椎のうちの腰の部分の骨）がのっています。この状態ならその上にある脊椎や頭がまっすぐに体にのるため、腰椎に負担がかからず、腰痛も起きにくくなります。

これと同じように座っているときにも、骨盤の上にまっすぐに腰椎がのれば体に負担がかかりません。

この状態になるのが股関節の角度を110度程度に開いたときなのです。股関節をそれより深く曲げようとすると骨盤が前傾して反り腰になるため、腰痛や肩こりを招いてしまいます。

逆に股関節を110度以上に開きすぎると座り姿勢のバランスを取りづらくなり、骨盤が後ろに倒れてしまい、腹筋や背筋が使われないへそ折れ・あご出し座りになり、同じく腰痛や肩こりが生じやすくなります。また、立ち上がろうとするときにも負荷がかかります。

でも股関節を**110度程度に開いて座ると、立っているときと同じように、骨盤が立って腰椎がその上にまっすぐにのる「ゼロポジション」に近づくため、体の負担が小さくなります。**

脊椎全体が骨盤の上にまっすぐにのるので猫背にもなりにくく、頭も脊椎の上に正しくのります。

そのため首にも肩にも腰にも負担がかからず、腰痛や肩こり、首こりも起きにくくなり、体がラクで、長く座っていても疲れないのです。

54〜55ページのレントゲン写真でもわかるように、一見、よい姿勢に見える90度座りのときより、１１０度くらいに股関節を開いて座ったときのほうが、腰椎が立っているときとほぼ同じ自然なカーブで骨盤の上にまっすぐにのっているのがわかると思います。

これが、究極の「疲れない座り方」なのです。

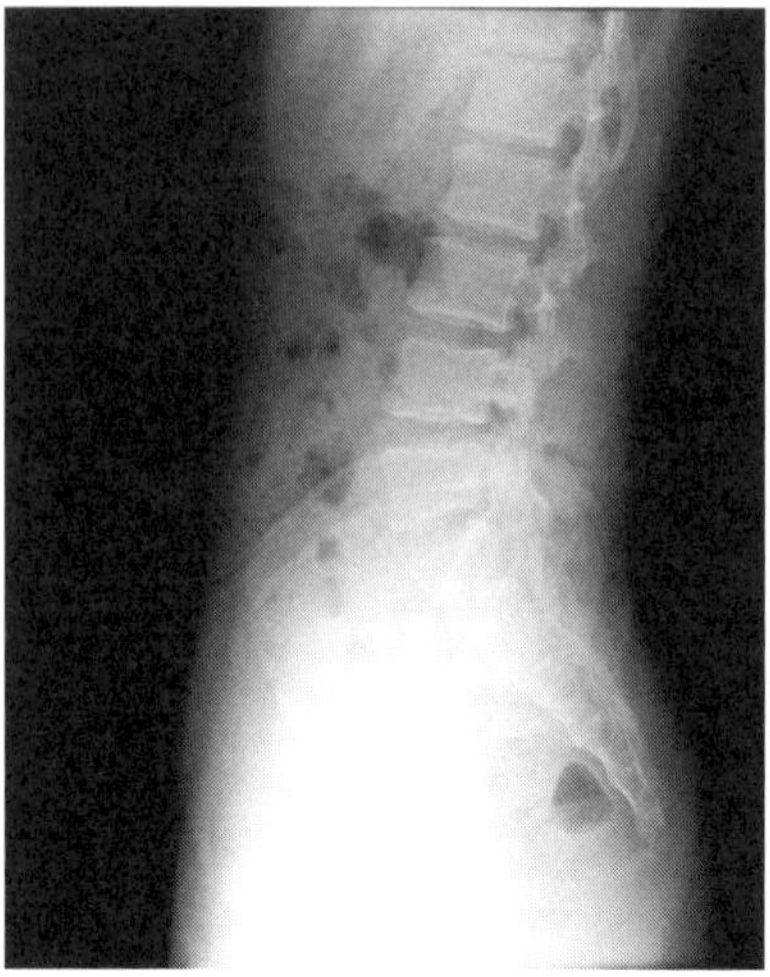

立位

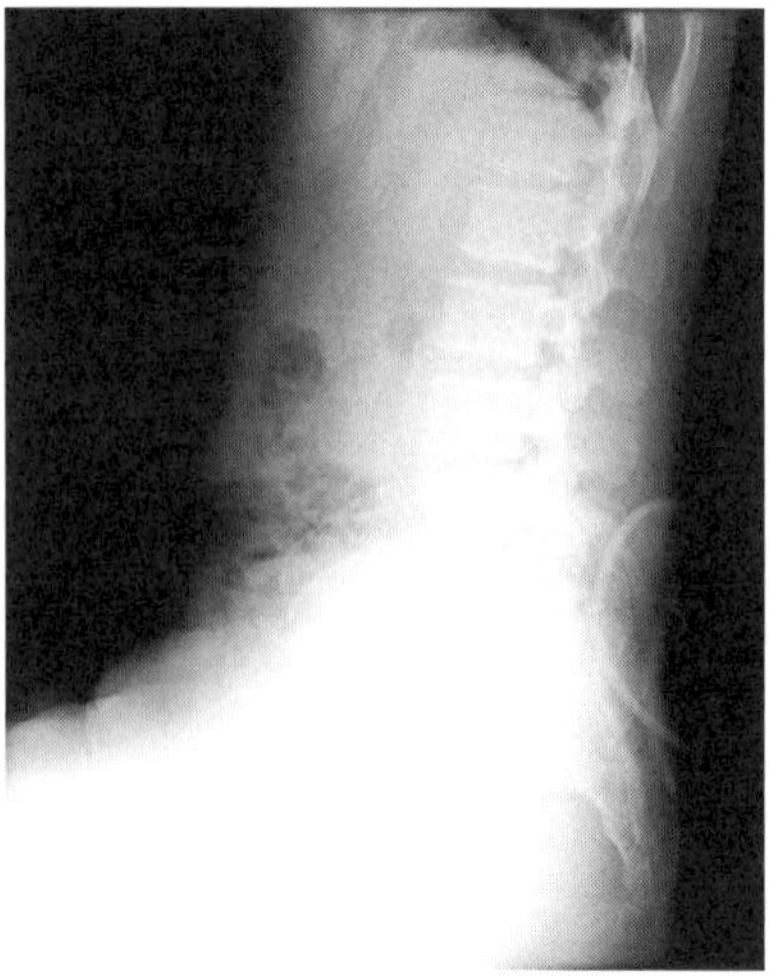

ゼロポジ座り

〈110度座り〉

骨盤はニュートラルで
腰椎は立位と
同じカーブになっており
負担が少ないことがわかる。

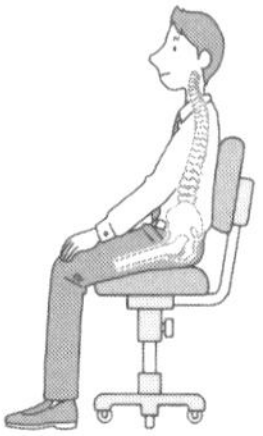

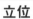

直角座り

〈90度座り〉

骨盤が前傾し腰椎の
前弯が強まっている。

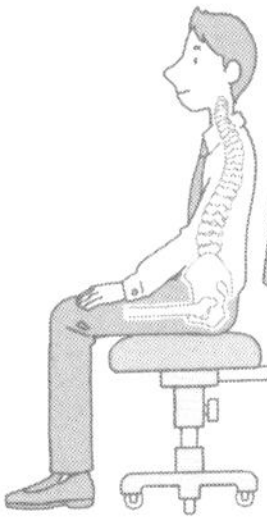

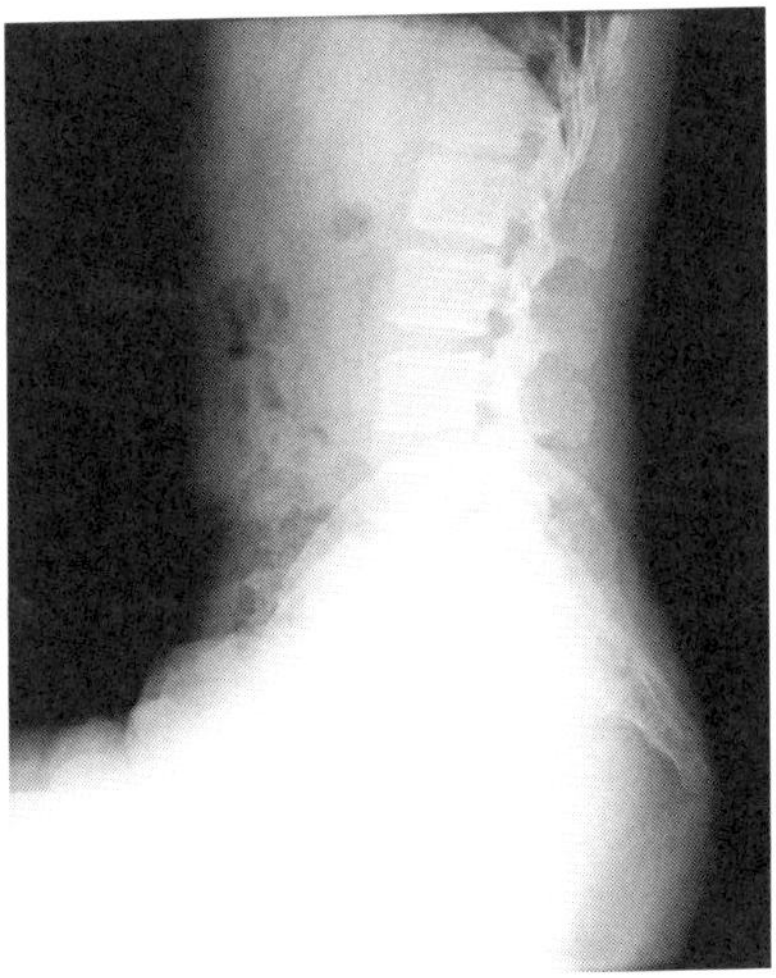

へそ折れ座り

骨盤が後傾し腰椎が
後弯している。

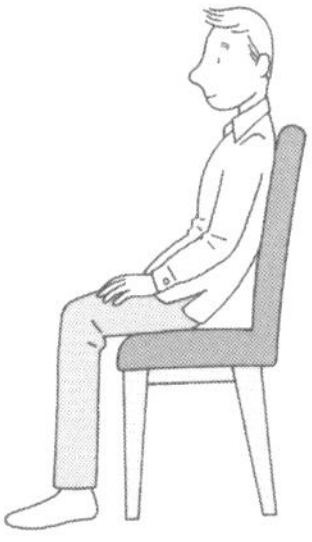

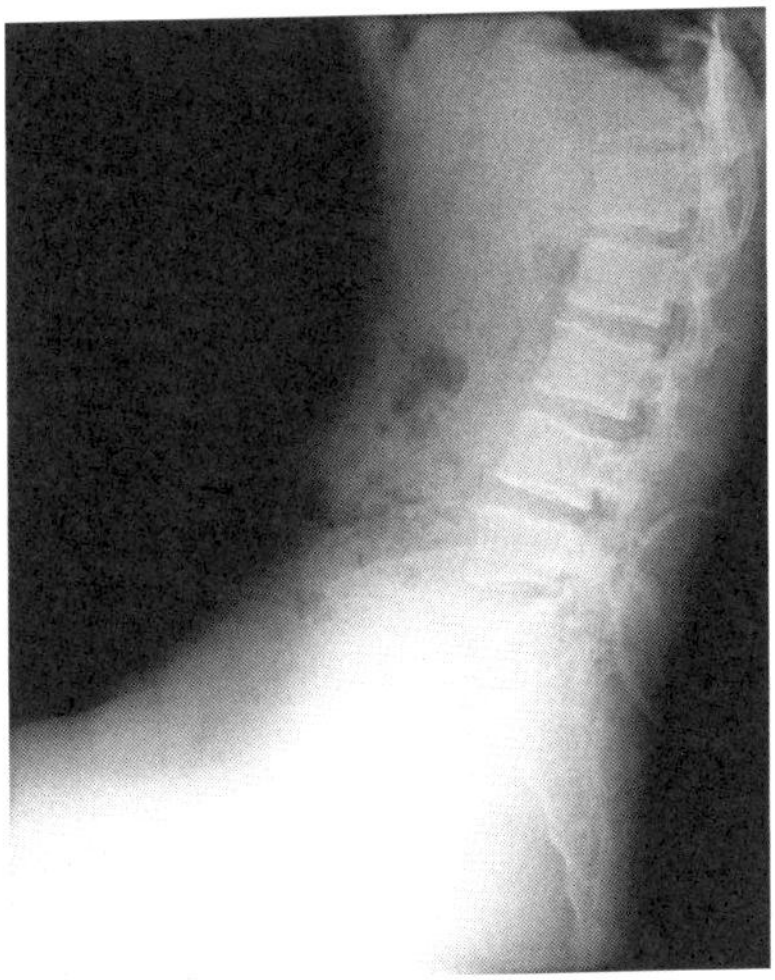

「姿勢と腰痛との関係」

腰への負担をめぐる世界中の整形外科医による長年の研究

どうして腰は痛くなるのか？　どうして椎間板が悪くなるのか？　姿勢と腰痛との関係をめぐる研究は古くから行われてきました。

最も古いところでは、１９７６年にスウェーデンの整形外科医ナッケムソンにより、姿勢によって椎間板にかかる圧力がかなり違うことが明らかにされたことに端を発します（グラフ５）。このことが世界中に衝撃

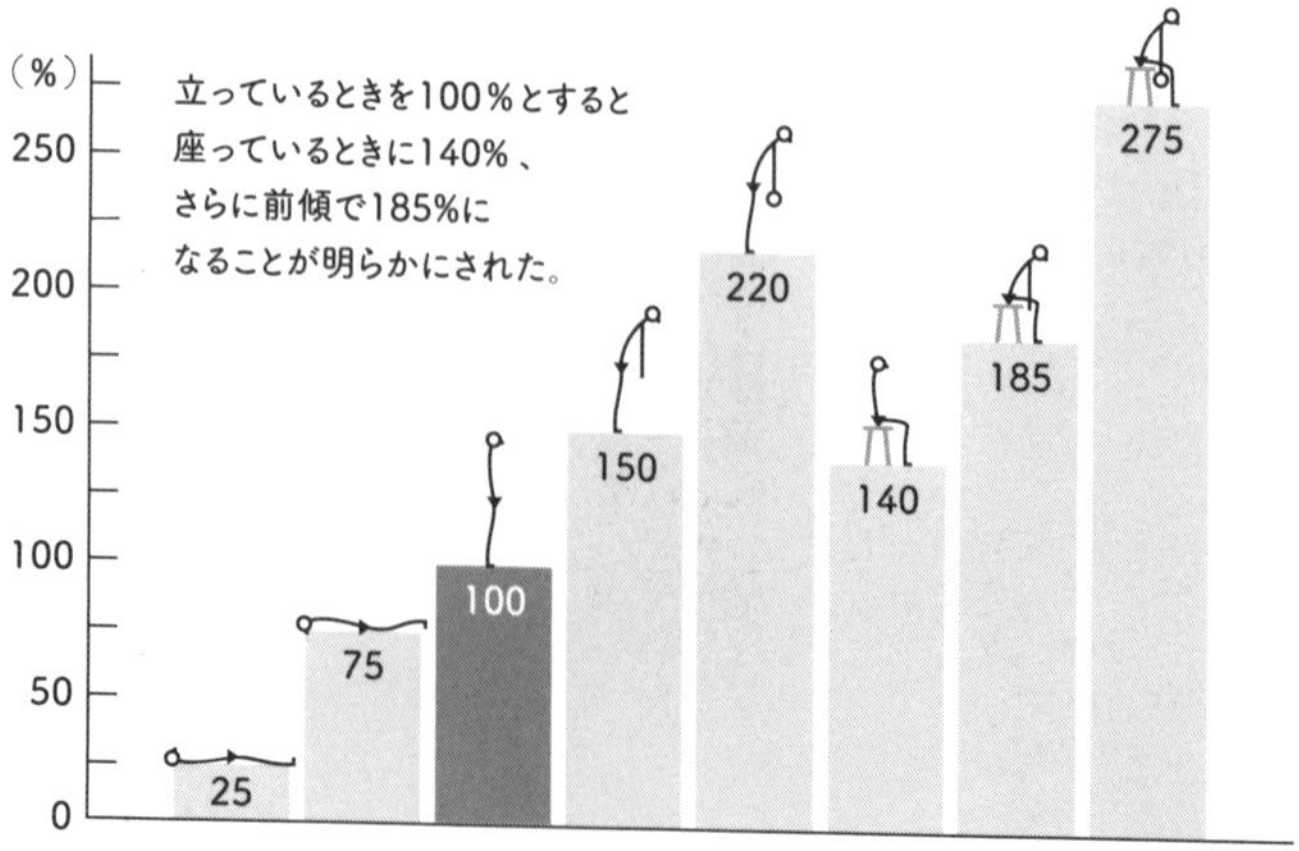

グラフ５：ナッケムソンによる姿勢と腰の椎間板への負担の関係

を与えました。

腰痛のある患者に、座ることをすすめるのは実は間違いで、むしろ立っているほうが負担が少ないことがわかったのです。

さらに、１９９９年に、ドイツのヴィルケ博士らが30種類のさまざまな日常動作における椎間板内圧を測定したところ、姿勢よく座っているときに椎間板にかかる圧は、立っているときと同じくらいかそれ以下で、リクライニングして座っているときに最も圧が減るという結果が出ました。

これは、座っているときのほうが立っているときより腰への負担が大きいとしたナッケムソンの調査とは異なる結果だったため、謎が深まりました。そしてこれは座り方に問題があるのではないかという議論を呼びました。

その後も、正しい座り方を究明すべく多くの調査結果が発表されました。その背景には、日本と異なり欧米は労働環境や健康管理がシビアであることや、オフィス家具メーカー間の競争などもあったようです。

そもそも座り姿勢で最も腰に悪影響を与えるのが、本来は前弯のＣカーブを描いている腰椎が、悪い姿勢によって逆カーブになることです。これによって椎間板はストレスを受け、痛みにつながっていくのです。

つまり最も重要なことは、立ち姿勢と同じような負担のない腰椎のカーブを、いかに椅子に座っている状態でも作れるかということです。

2000年以降になるとMRIが臨床の現場でも多く使われるようになり、2006年には、北米の放射線医師のバシールらのグループが、MRIを用いてさまざまな座り姿勢による椎間板への負荷を計測しました。

その結果、股関節の角度が90度になるように座ったときより、後ろにもたれかかって股関節が135度くらいになるように座ったとき（ほぼリクライニング状態）のほうが椎間板に負担がないということが明らかになり、センセーションを巻き起こしました。これはかなりリラックスした、いわば「社長座り」です。こんな格好で新入社員が仕事をしていたら、やる気がないように見えて上司に怒られてしまいそうです。

しかしながら、その後、股関節が135度くらいになる椅子にもたれかかった座り姿勢は、いくら心地よくてもその状態で長時間作業したり、素早く立ち上がったりすることは不可能である、という論争へと発展しました。

グラフ6：**立位と様々な角度の座り方での椎間板への負担の比較**

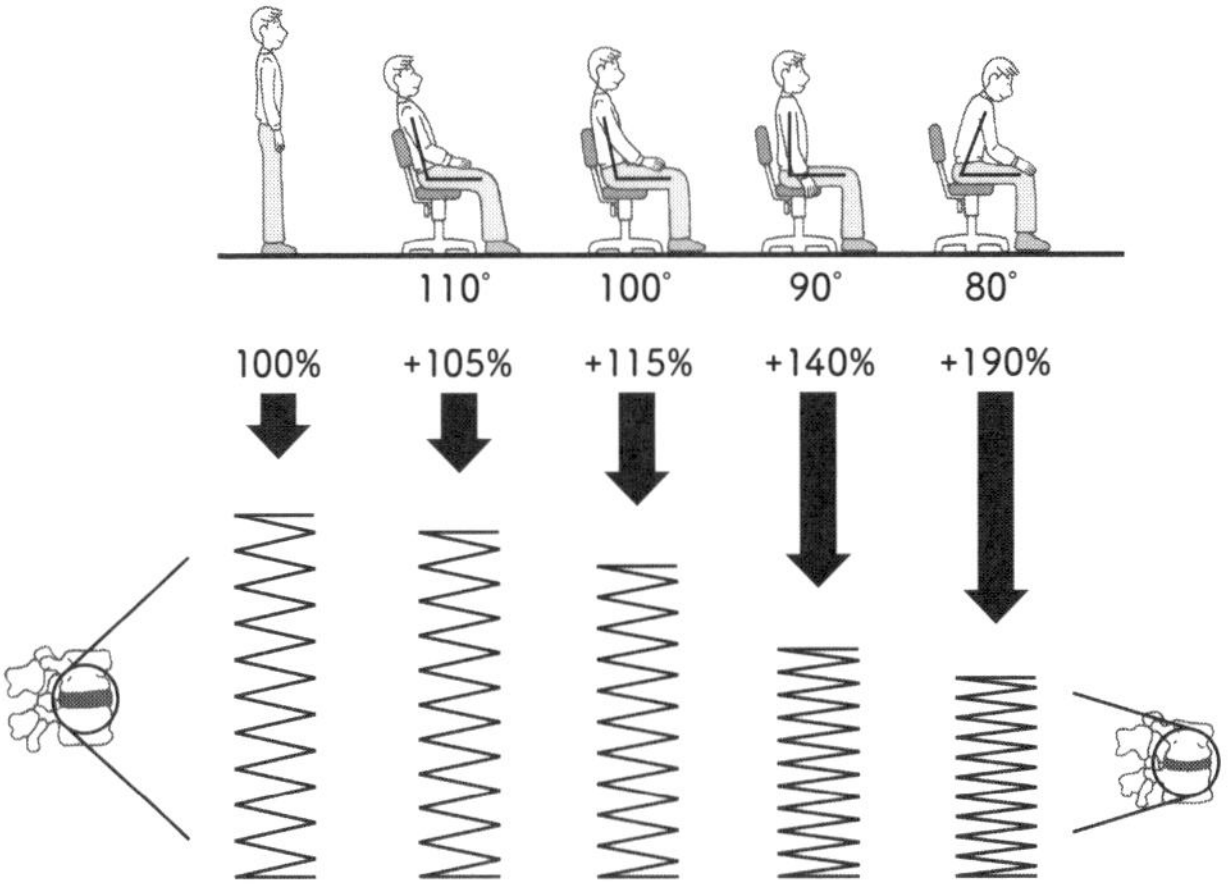

座位の中で、椎間板への負担は110度が最も少ないことがわかる

そして現在は、後ろへもたれかかるのではなく、うまく後ろでサポートをしながら股関節を110度程度開き、背骨のカーブを保つ座り方をするほうが現実的であるという認識が広まってきています（グラフ6）。

この世界的な研究の流れをふまえ、仕事場で実際に作業しやすい背筋を立てた姿勢として私が考案したのが、本書でご紹介する「ゼロポジ座り」なのです。

（出典）
Nachemson . "The lumbar spine an orthopaedic challenge". Spine 1: 59-71. 1976
Hedman TP, Fernie GR. Mechanical response of the lumbar spine to seated postural loads. Spine. 1997; 22: 734-43.
Wilke HJ, Neef P, Caimi M, Hoogland T, Claes LE "New in vivo measurements of pressures in the intervertebral disc in daily life". Spine 24 (8): 755–62. 1999
RSNA Press Release: Aching Back? Sitting Up Straight Could Be the Culprit Nov 27, 2006

ゼロポジ座りはなぜ体にも心にもいいのか？ そのすごい効果

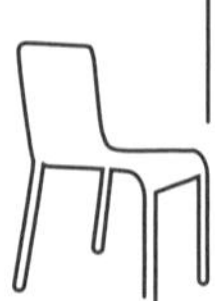

疲れない、痛まない体になる

これまでに、アライメントが正しい状態とは、体にあるたくさんの関節の中心に体重がのることだとお話ししました。

これは、体がどちらかの方向に過度に引っ張られたりせずまっすぐに立ち、無理な力を入れる必要がない〝エフォートレス〟な状態であるため疲れや痛みが生じにくいのです。

股関節を１１０度に開くゼロポジ座りなら、骨盤が傾かず、その上に腰椎がまっすぐにのって、頭も前に出にくくなり、正しい位置になります。

正にアライメントが整ったエフォートレスな状態になるので、疲れや痛みが生じにくいのです。

また、股関節が開いていると、座ったり立ったりする動作がラクで腰に負担がかかりません。フットワークも軽くなると思います。

さらに**将来の脊柱管狭窄症や、腰椎すべり症などの病気予防**にもつながります。

内臓の機能が整う

背中を丸めた悪い座り方をしていると胸の筋肉が縮むため、肺や内臓が圧迫されて機能が落ちてしまうとお話ししました。

でもゼロポジ座りなら、背筋が伸びて胸が広がるので肺や内臓が圧迫されません。そのため、悪い座り方によって起こりがちな**消化不良や胃もたれ、逆流性食道炎、便秘などのトラブルも防げます。**

胸が縮こまらないため呼吸もしやすくなり、**心肺機能の向上も期待できます。**

体が引き締まり、太りにくくなる

ゼロポジ座りには、体幹の筋肉を鍛える効果もあります。

みなさんは〝体幹の筋肉を鍛える〟というと、一生懸命腹筋や背筋のトレーニングをしなくてはならないと思ってはいませんか？　実はもっと自然に誰にも気づかれずに鍛える方法があるのです。

それは、ゼロポジ座りをすることです。

ゼロポジ座りをすると、骨盤がまっすぐに立ち、脊椎も正しい状態になるので、脊柱起立筋や多裂筋などといった姿勢を支える筋肉が使われ続けるため、これらの筋肉が自然と鍛えられます。

また、ゼロポジ座りをすると肺を肋骨《ろっこつ》などで囲んでいる「胸郭」部分がしっかりと立って動きやすくなることで呼吸が整い、このことからも体幹の筋肉が鍛えられます。

私たちの体の胴体部分である「体幹」は、横隔膜で仕切られた胸腔《きょうくう》と腹腔《ふくくう》の2階建て構造になっています。そして真ん中の2階の床部分にあたるのが横隔膜です。

2階部分である胸腔は肋骨などからなる胸郭で囲まれ、その中には肺や心臓が、1階部分にあたる腹腔には腸などの消化器官が入っています。1階を支える床の部分にあたるのが骨盤底筋群です。

呼吸をしているとき、息を吸うと横隔膜が広がってやや下がり、吐くときは縮んでやや上がります。これに連動して協働筋であるお腹の腹横筋や骨盤底筋群も動きます。逆に言えば、横隔膜がきちんと動かないと腹横筋や骨盤底筋群はうまく力を発揮できません。

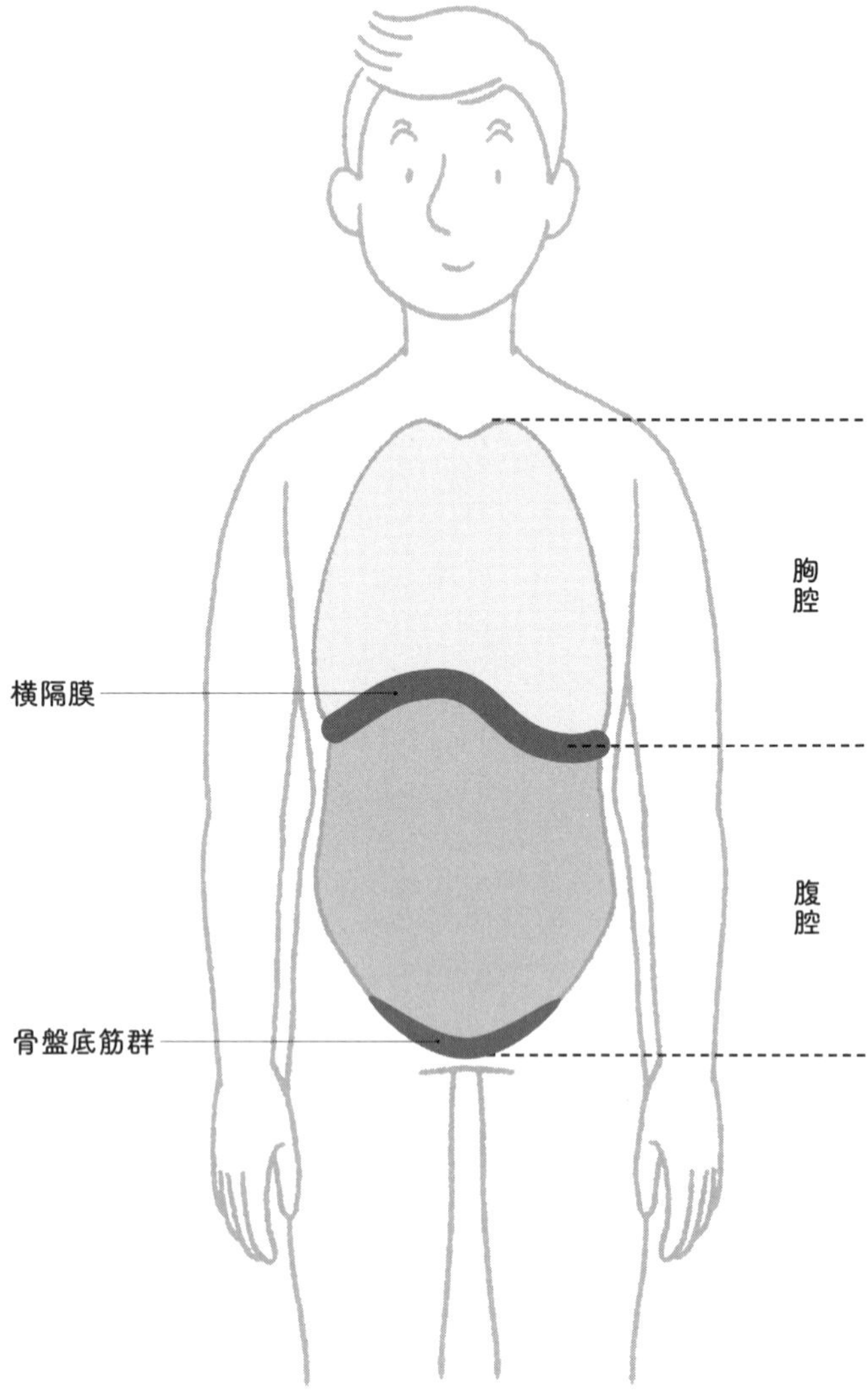
胸腔
横隔膜
腹腔
骨盤底筋群

つまり、**横隔膜がきちんと動く呼吸ができていると、無意識のうちに自然に体幹の筋肉が動いてくれて鍛えられるのです。**

私たちは一日約2万回、1分間にすると12～20回ほど呼吸をしていますが、この呼吸の回数分、体幹の筋肉も動きます。

つまり、正しく呼吸ができていれば1分間に12～20回ほど腹筋をしているのと同じ効果が得られるというわけです。

一方、いつも背中を丸めた悪い座り方をしていると、胸郭が下を向き肋骨が開きにくくなります。また、脊椎のうちの胸椎（首の頸椎《けいつい》と腰の腰椎の間にある骨）がガチガチに硬くなり上体が反らしにくくなっていきます。

すると胸郭を広げて空気を十分に入れられなくなるため、横隔膜の動きが悪くなっていきます。同時に協働筋である骨盤底筋群や腹横筋の動きも悪くなり使われなくなります。使われなくなるとこれらの筋肉が硬く衰えてしまい、お腹がぽっこりと出やすくなります。また、骨盤底筋群の衰えは、尿漏れも招くので要注意です。

でも、ゼロポジ座りをすれば骨盤の上に腰椎がのり、脊椎全体が正しい状態になるので横隔膜の動きもよくなり、呼吸のたびに体幹の筋肉が鍛えられます（一日2万回も！）。


つまり、座っているだけで筋トレになるのです。

わざわざジムに通う必要もなく、お金もかかりません。


筋肉は、人に見せるために鍛える人もいますが、本来の役割は、日常動作がスムーズにできるように機能させることです。

そのための筋肉は正しく座っているだけでも十分に鍛えられます。

ゼロポジ座りをすると、体幹が鍛えられてお腹が引き締まるだけでなく、基礎代謝も上がるので太りにくくもなり、若々しい体型がキープできます。

がむしゃらに鍛えた筋肉に覆われた体よりも、機能的な体こそが、美しくてかっこいい体なのです。

精神状態が安定し、心が整う

ゼロポジ座りをすると、精神状態が安定し、心が整います。

その理由は、これまでにお話しした、横隔膜という筋肉に秘密があります。

呼吸は延髄にある呼吸中枢により支配され、横隔膜は、通常は自律神経によってコントロールされ、意思とは関係なく動いていながら、意識的に呼吸をすることで自分の意思でも動かせるというとても特殊な筋肉です。

このため横隔膜は〝**神の筋肉**〟とも呼ばれています。

ご存じの方も多いと思いますが、自律神経には活動モードのときに優位になり体を緊張させる「交感神経」と、リラックスモードのときに優位になり心身を安定させ体を回復させる「副交感神経」があります。

このふたつの自律神経は呼吸と深く関わっていて、ゆっくりと深い呼吸をすると副交感神経が優位になります。逆に、呼吸が浅くなると交感神経が優位になります。

背中を丸めた悪い姿勢で座っていると、胸が縮こまって横隔膜の動きが悪くなり、呼吸が浅くなるので交感神経が優位になって心身が緊張モードになり、イライラしやすくなります。

でも、**ゼロポジ座りをすると横隔膜がしっかりと動き、ゆったりとした呼吸ができるので、交感神経と副交感神経両方が理想的に働くバランスのよい状態になります**。そのため、心身ともに程よく緊張しつつリラックスして精神状態が安定します。

イライラしやすい人は、座り方が悪い可能性が高いので、ぜひ見直してみてください。

集中力が高まり、仕事の効率がアップ

ゼロポジ座りをすると、骨盤の上に腰椎が正しくのるため、血液の流れが阻害されず全身の血流がスムーズになります。

すると**脳の血流もよくなるので、やる気が出て集中力が高まります。**

また、長く座っていても疲れや痛みが出にくいので、集中力が長続きします。頭の回転がよくなり、よいアイディアも浮かんでくるでしょう。

仕事のパフォーマンスが上がることで、職場での評価も高くなり、出世にもつながるかもしれません。

見た目の印象がよくなる

ゼロポジ座りで、骨盤を立てて背筋もまっすぐに伸ばして座っていると、若々しく見えますし、仕事もできそうに見え、好印象です。

仕事でのプレゼンテーションの際にも、悪い姿勢で座っている人より、よい姿勢で座っている人のほうが印象がよく、成功しやすくなるでしょう。

周りの人からの人気も高まって、人間関係も円滑になるかもしれません。

ポジティブ思考になり、自分に自信がつく

姿勢をよくして表情をよくするだけで思考がポジティブになったという研究データがあります。また、姿勢をよくするだけで、自信に満ち溢れ、ビジネスにおいて臆病さがなくなったということも報告されています。

これは、先に述べたような自律神経や脳の血流がよくなることが関係していると思われますが、ゼロポジ座りも、これと同じ効果が得られると考えられます。

体に痛みや疲れがないため、自然と気持ちが前向きになるはずですし、自信に満ち溢れ、堂々としている人は、安心感があり、話の説得力も増すので、座って行う

商談などもまとまりやすくなったりと、仕事の成果も上がりやすくなるでしょう。
自分に自信が持てないという人は、まず座り方から変えてみましょう。

コラム❷

パワーナップでパワーアップ

みなさんはパワーナップ（power-nap）*という言葉をご存じでしょうか？

パワーは力、ナップは昼寝、つまり「充電昼寝」、というような意味で、一回15〜30分の昼寝をするのがよいとされています。

忙しいビジネスパーソンは夜は遅く朝は早い、睡眠時間が短い生活を送りがちですが、睡眠時間が足りないと睡眠不足が重なる「睡眠負債」という状況に陥ります。

負債が膨らむと仕事の効率が落ちるだけでなく、がんや心臓病、うつなど重大な健康障害を招きかねません。そこでおすすめしたいのがパワーナップです。休み時間に15～30分ほどリラックスして仮眠をとることで、仕事の効率を格段に高めることが期待できます。昨今では海外の一流企業や大学の図書館にはナップ用ブースが設けられているほど。

ただし、ここで注意したいのが、30分以上寝ないことです。

睡眠にはサイクルがあり、深い眠りに入ってしまうと、起きたときに寝ぼけたようになり、睡眠不足で寝ていない状況よりも脳の働きはさらに悪くなってしまうのです。

また人によっては15～30分の仮眠後でも眠気が取れない人がいるかもしれません。こんなときにおすすめしたいのが、パワーナップ直前のコーヒーです。コーヒーが体に吸収され、効果が発現されるのには30分程度かかりますので、仮眠前にコーヒーを飲んでカフェインを摂っておくと、覚醒したときにちょうどカフェインが効き始めて眠気もスッキリ、パワーも充電できるというわけです（この手法は**coffee napまたは、napuccinoとも呼ばれています）。

もっとも、昼寝前に目覚まし用のタイマーはお忘れなく！

＊アメリカのコーネル大学の社会心理学者ジェームズ・マース博士により提唱された造語。
＊＊イギリスの科学者ホルンとレイナーにより発案、効果が実証された。

Key takeaway：コーヒーと、昼寝20分でパワーアップ！

第 3 章

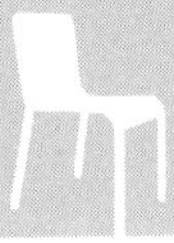

HOW TO ゼロポジ座り

――ゼロポジ座りをする方法――

〝ゼロポジ座り〟のコツはひざの位置を下げること

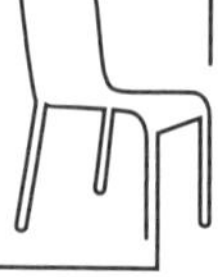

ゼロポジ座りと言ってもイメージしにくいと思いますので、座り方のコツをお教えしましょう。

まず椅子に座って左右の坐骨に均等に体重をのせて、骨盤をまっすぐに立てます。骨盤をまっすぐに立てるというのがわからない場合、以下の方法で行ってみましょう。

椅子に座って左右の手を腰骨に当て、坐骨（座ってお尻の下に手を入れたときに触れる左右にある骨）を中心にして上体を前後にゆらゆらと動かします。このとき坐骨が前にいったり、後ろにいったりすると思いますが、前にも後ろにもいかず坐

両足を床につけ、ひざが太ももよりも10cm程度下がるように座る。これで股関節の角度が110度くらいのゼロポジ座りに。なお、背中が背もたれから離れてしまう場合にはタオルやクッションで間を埋めてサポートすると◎。

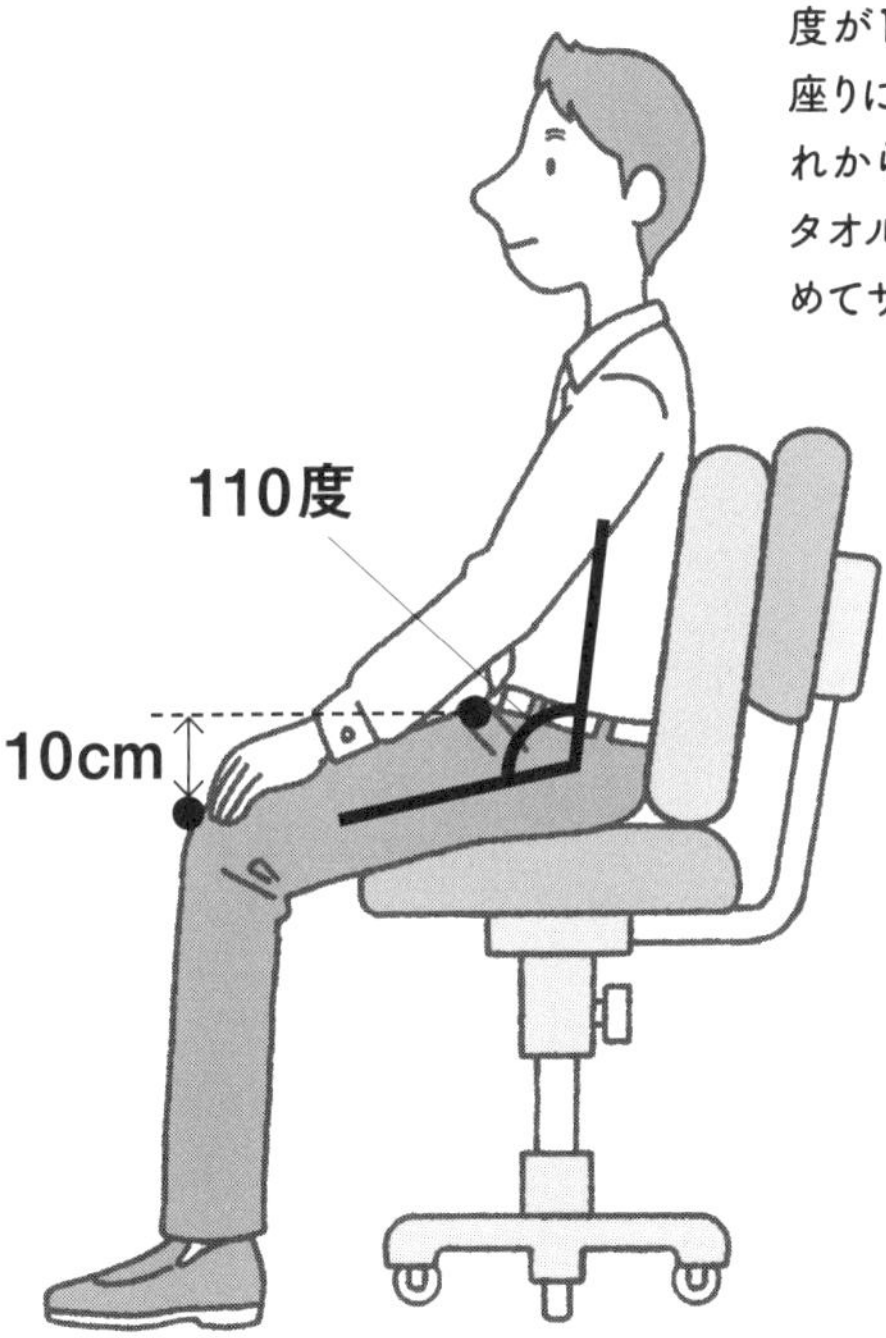

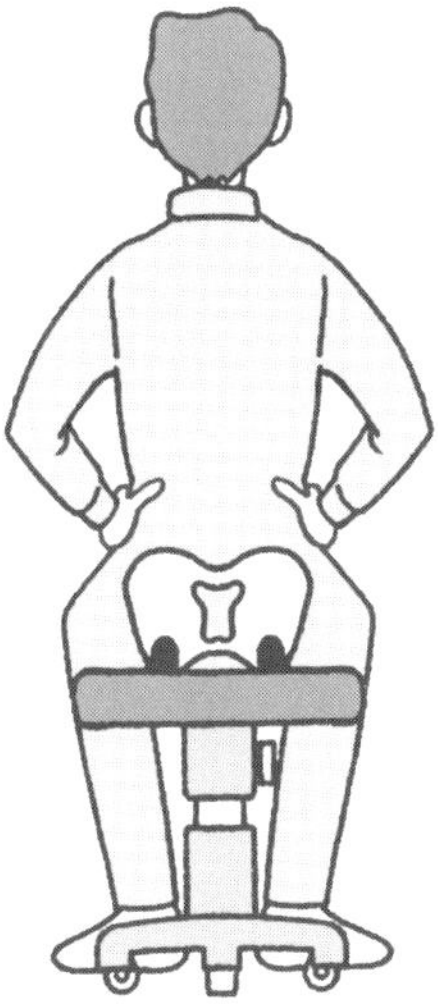

椅子に座り左右の坐骨を中心にして上体をゆらゆらと動かし、坐骨が前にも後ろにもいかず垂直に体重がのったときが、骨盤がまっすぐに立った状態。ここからゼロポジ座りを。

骨の上に垂直に体重がのった状態が骨盤がまっすぐに立った状態です。

次に股関節の角度を１１０度くらいに開きます。そう言うと難しく感じるかもしれませんが、簡単にできるコツがあります。

股関節の角度というのは、胴体と太ももの間の角度のことで、簡単に１１０度くらいにするには、いったん太ももが床と水平になる角度にして、そこからひざを20～30度下に下げます。太ももの付け根の位置よりひざを10cmほど下げるイメージです。これで１１０度くらいになります。正確に１１０度でなくてもよく、１０５～１３０度の範囲なら骨盤がまっすぐに立ちやすくなりますので、まずはこの範囲の中で自分が最も楽だと感じる角度を探ってみてください。

110度の目安

110度はどれくらいの角度か、この分度器で見てイメージをつかみましょう。105～130度くらいの範囲ならゼロポジになるので、自分の一番楽な角度を見つけてみましょう。

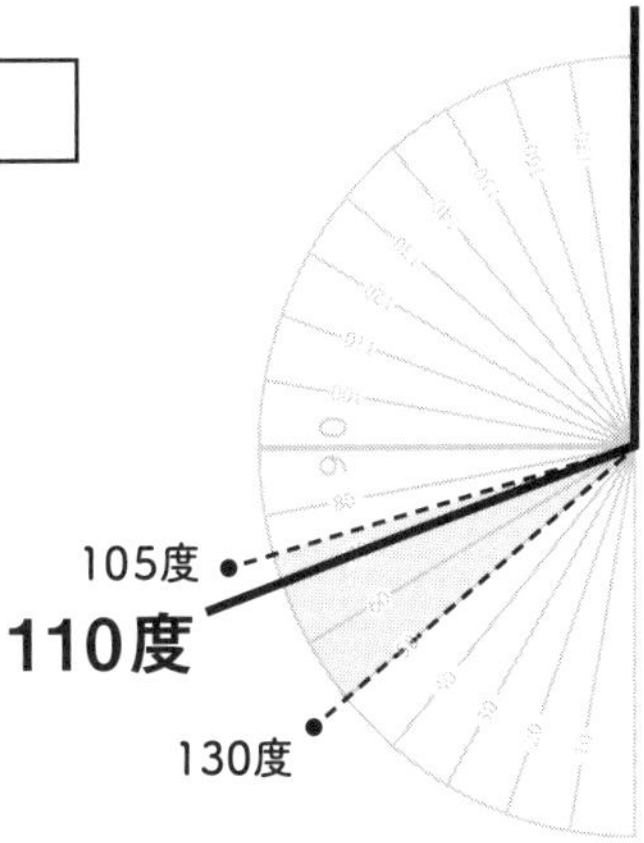

ここまでの座り方で骨盤はゼロポジションになったので、次に胸郭をゼロポジションにします。骨盤がゼロポジションになると、脊椎も自然とまっすぐになるので、そのまま大きく息を吸ってみましょう。このときゼロポジ座りをする前よりも肺に空気がたっぷり入る感じがすれば胸郭もゼロポジションになっているということで、これで正しいゼロポジ座りのできあがりです。空気があまり入らないようなら猫背になっているということなので、空気がたっぷり入る位置を探してゼロポジションに整えてください。これがゼロポジ座りの方法です。

さて、ここで気になるのが椅子の高さです。

当然ながら、人それぞれ胴体や脚の長さは異なりますので、ゼロポジションに適切な高さは人によって違います。

使っている椅子が**昇降可能なオフィスチェアであれば、高さを調節して少し高めにすれば簡単にゼロポジションが作れます**。両足が床につく高さで膝が太ももの水平面よりも少し下がるくらいの高さに合わせてみましょう。

このとき、小柄な人だと背もたれから腰が離れてしまうかもしれません。その場合は腰と背もたれの隙間をクッションなどで埋めてあげましょう。

高さが調節できない低すぎる椅子や、椅子が昇降できても机が低すぎる場合は少し調節が必要です。

椅子が低すぎる場合

椅子が低すぎるときに使いたいのが、座布団やバスタオルです。左右の坐骨がふたつとものるような大きさの座布団か折り畳んだバスタオルをお尻の下に敷いて座ります。これでお尻の位置が上がるので、股関節の角度が開きやすくなると思います。そして、ひざの位置を股関節より約10㎝ほど下げます。ひざ下は真っ直ぐ伸ばし足の裏は床にしっかりとつけます。このとき、腰の後ろに隙間がある場合はクッションやタオルなどで埋めると安定感が増します。

〈椅子が低く高さが調整できない場合〉

左右の坐骨がのる大きさの座布団か折り畳んだバスタオルをお尻の下に敷いて座るとお尻が上がってひざが下がり、股関節の角度が開いて自然にゼロポジ座りに。腰のカーブに空間があったら、タオルやクッションで埋めるとグッド。

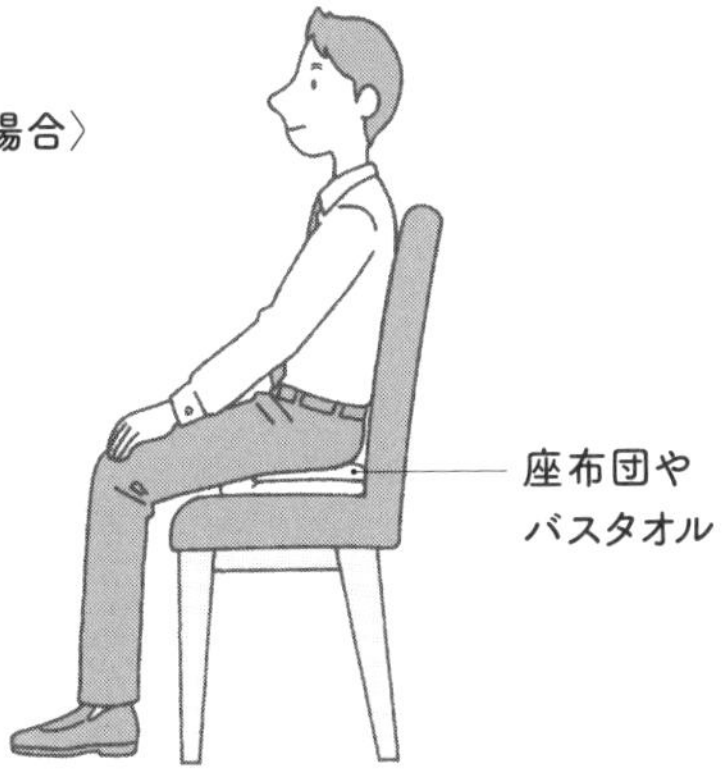

椅子が高すぎる場合

足の裏が浮いていると体を立てにくくなるので、しっかりと床につけます。足が床につかない場合は、足の下に台や箱を置くなどして足裏が浮かないようにしましょう。

デスクが低すぎる場合

椅子が昇降可能であってもデスクが低すぎる場合が最も厄介です。椅子の高さを上げると太ももとデスクとの距離が狭くなり、窮屈に感じてしまいます。この場合は、椅子の高さはそのままにして少し浅めに腰かけ、ひざから下を内側に入れることで股関節を１１０度に調整してみてください。

ただ、この姿勢だと前のめりになりやすいので注意が必要です。前のめりになると、骨盤が前傾して脊椎のカーブが強くなり、腰に負担がかかってしまいます。ですので、その場合はお腹とデスクの間にクッションなどをはさんでサポートし、前のめりになることを防ぐとよいでしょう。

一日7時間以上座る人は、ぜひゼロポジ座りに変えてみてください。疲れが格段に減るはずです。

もちろん、だからといってずっと座りっぱなしでいいというわけではありません。いくら疲れない座り方をしていても、長時間座りっぱなしでいるとどうしても血流が悪くなってくるので、1時間に1回程度はトイレに立つなどして、動くようにしましょう。

〈デスクが低く、椅子を上げられない場合〉

膝を折り込むような前傾姿勢にならざるを得ないため、前方をクッションなどでサポートして腰への負担を軽減させましょう。

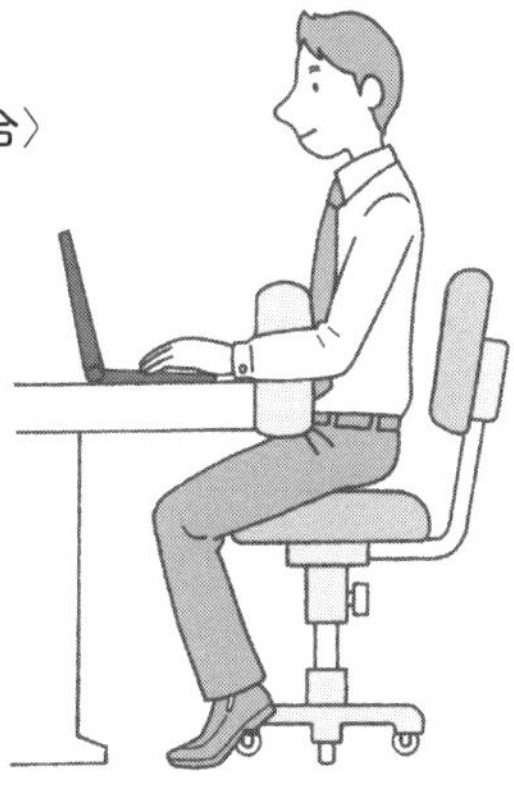

脚を開く幅はどれくらいがいい？

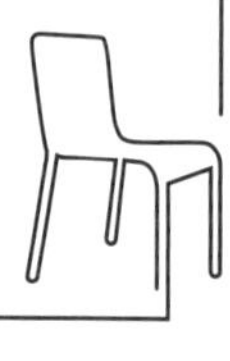

座っているときの脚の開き幅も、どれくらい開くといいか気になると思います。理想的なのは股関節の幅に脚を開いて座ることで、この状態ならアライメントを最もよい状態に保てるので、疲れにくくなります。わかりにくい場合は両方のひざとひざの間をこぶしひとつ分あけてみてください。

ただ、男性は脚を股関節幅に開いて座れますが、女性は電車や職場などでは難しいですよね。

その場合は、基本的には軽めに脚を開いて座り、ときどき脚を股関節幅に開いたり閉じたりして動かすと血流がよくなり、疲れを防げるのでおすすめです。

デスクとの位置関係も重要

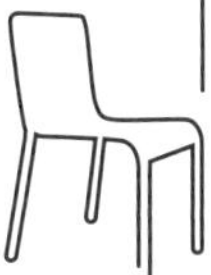

ゼロポジ座りをしていても、デスクとの位置関係がよい状態になっていなかったら疲れを招いてしまうので、適切な高さに調節することも大切です。特にほとんどの人がデスクではパソコン作業をしていると思いますが、パソコンのディスプレイの位置も重要です。

まずデスクの高さは、座って自然に腕を下げてひじを曲げたときのひじの高さと同じくらいで、キーボードを打つときにひじの角度が90度または少し鋭角になり、手首があまり反り返らないのが理想的です。これなら肩、ひじ、手首に負担をかけません。

また、パソコンのディスプレイは、目線が水平になるか、少し下になる位置にく

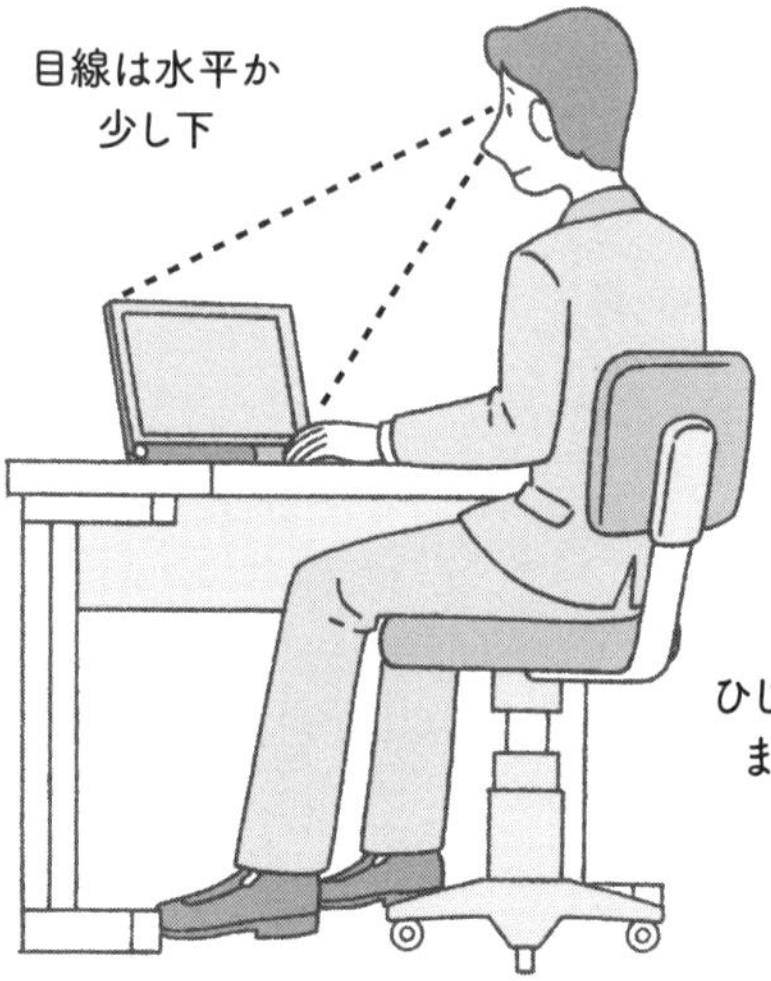

るのがベスト。ディスプレイが目線より高い位置にあると、あごが上がって首に負担がかかり、首や肩のこりの原因になるうえ、目も疲れやすくなるのでNGです。

ノート型パソコンの場合は、ディスプレイが低い位置にくるので、前のめり姿勢になりがちですが、少し自分の体から離して姿勢よく使えば、前のめりを防ぐことができます。最近、パソコンがどんどんコンパクトになり、その分、文字も小さい場合がありますが、そのままで使うと見えにくいため、どうしても覗き込むような姿勢になりやすく、目への負担も大きくなります。この場合は、文字の大きさを大きめに調整して使うのがおすすめです。

ゼロポジ座りをしても骨盤が倒れる人は、ローカル筋を鍛えて

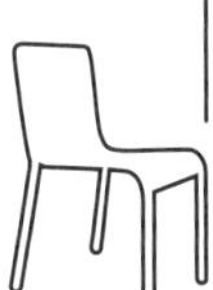

ゼロポジ座りをすると通常は骨盤がまっすぐに立つのですが、それでもやはり骨盤が倒れてしまうという人は、「ローカル筋」が衰えすぎていることが考えられます。

ローカル筋とは、脊椎に直接つながっている深層部の筋肉のことで、姿勢をキープしてくれる持久力があり、腹横筋や多裂筋などがこれに当たります。この筋肉がきちんと使えていると脊椎が安定し、骨盤もまっすぐに立ち、姿勢を支えやすくなります。

仕事の合間に座ったまま、簡単にローカル筋を鍛えられるトレーニングをお教えしますので、こまめに取り入れましょう。

ローカル筋のトレーニングは、以下の順番で行います。

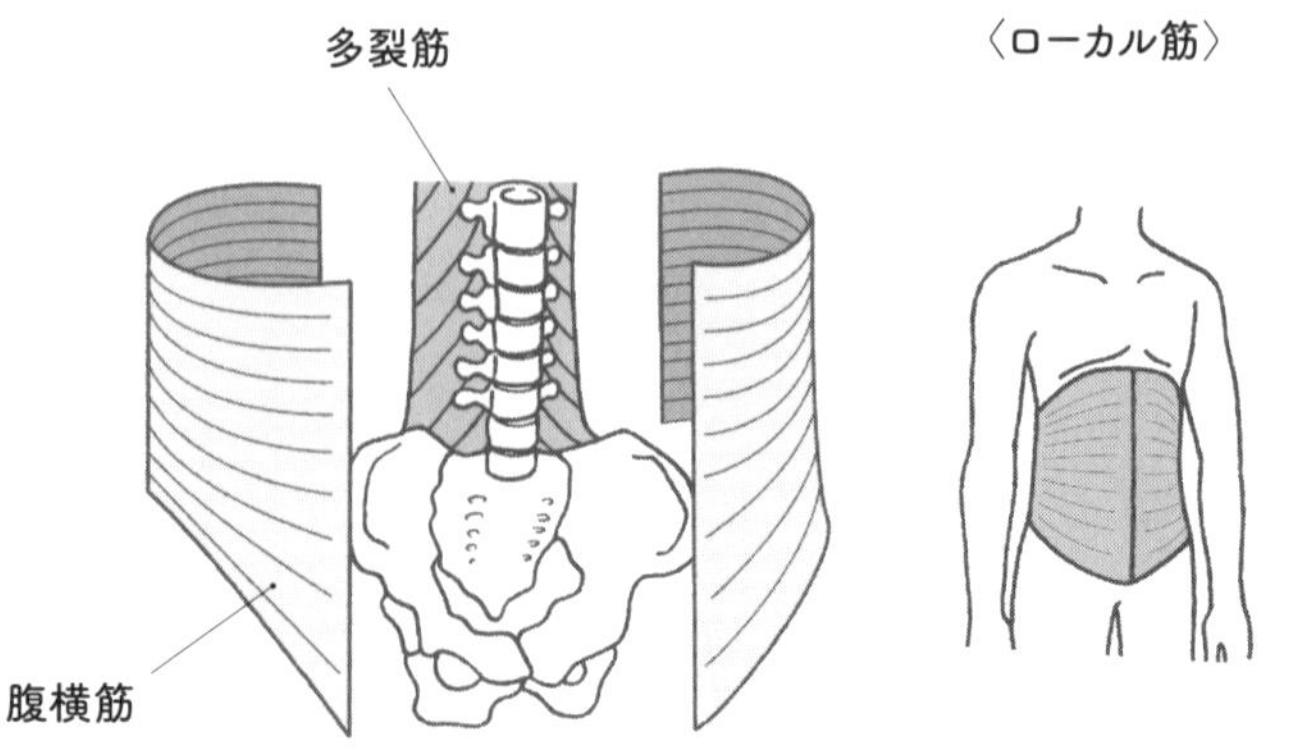

ローカル筋のトレーニング

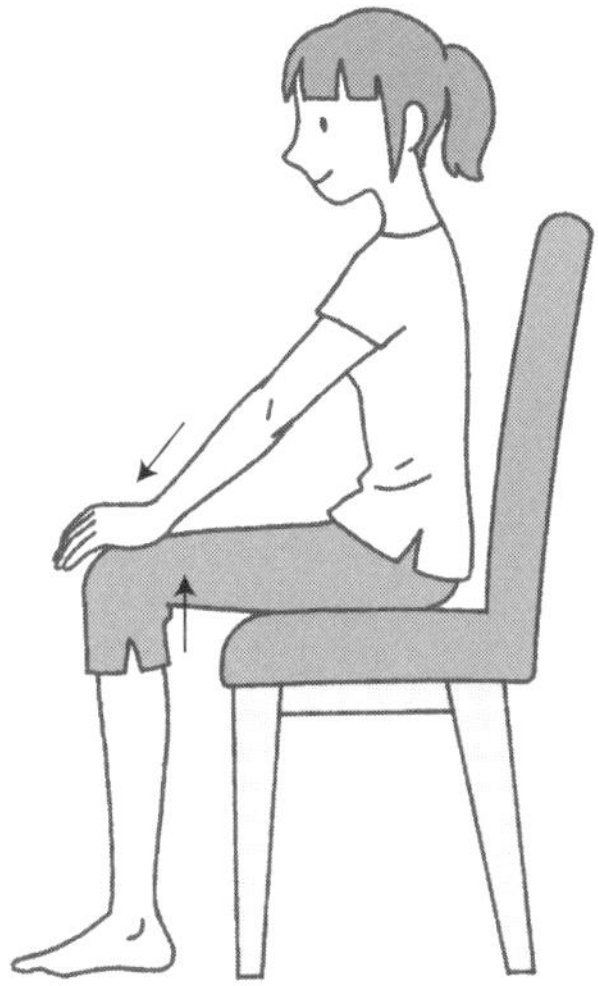

① 椅子に座って、骨盤をまっすぐに立て、左右の手のひらをそれぞれの太ももの上に置きます。

② 上体はまっすぐにしたまま手のひらを前へすべらせていき、腕がピンと伸びるところまできたら止めます。横から見たときに腕と胴体、太ももが直角三角形になるイメージです。

③ 息を吸って、吐きながら手のひらで太ももを下に押し、同時に太ももとお尻はそれに反発するように上に押し上げます。このときかかとは上げずに肩は下げ、手の力で頭から胴体までをピンと上に伸ばしましょう。そのまま5呼吸キープ。

脚を組む癖がある人は内転筋のトレーニングで改善を

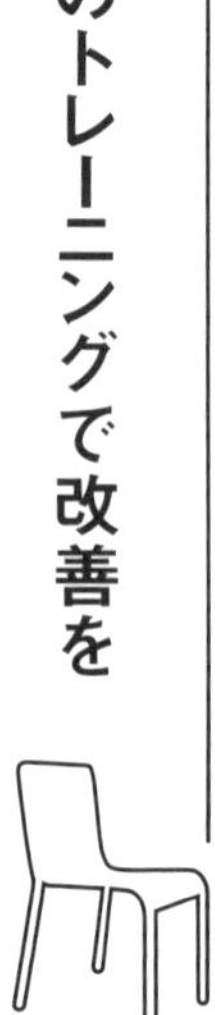

脚を組む癖がある人も、ゼロポジ座りに変えると骨盤がまっすぐに立つので、自然と組まなくなると思います。

それでもどうしても脚を組みたくなる人は、脚を組む時間を一日3時間以内にしましょう。前述したようにそれ以上組むと体がゆがむというデータがあるので要注意です。

また、3時間以内という方も、ときどき左右の脚を組み替えて、偏りをなくしましょう。

そもそも脚を組みたくなってしまうのは、太ももの内側の、脚を閉じるための内転筋が弱いため脚を閉じたままキープできないことが考えられます。この筋肉はま

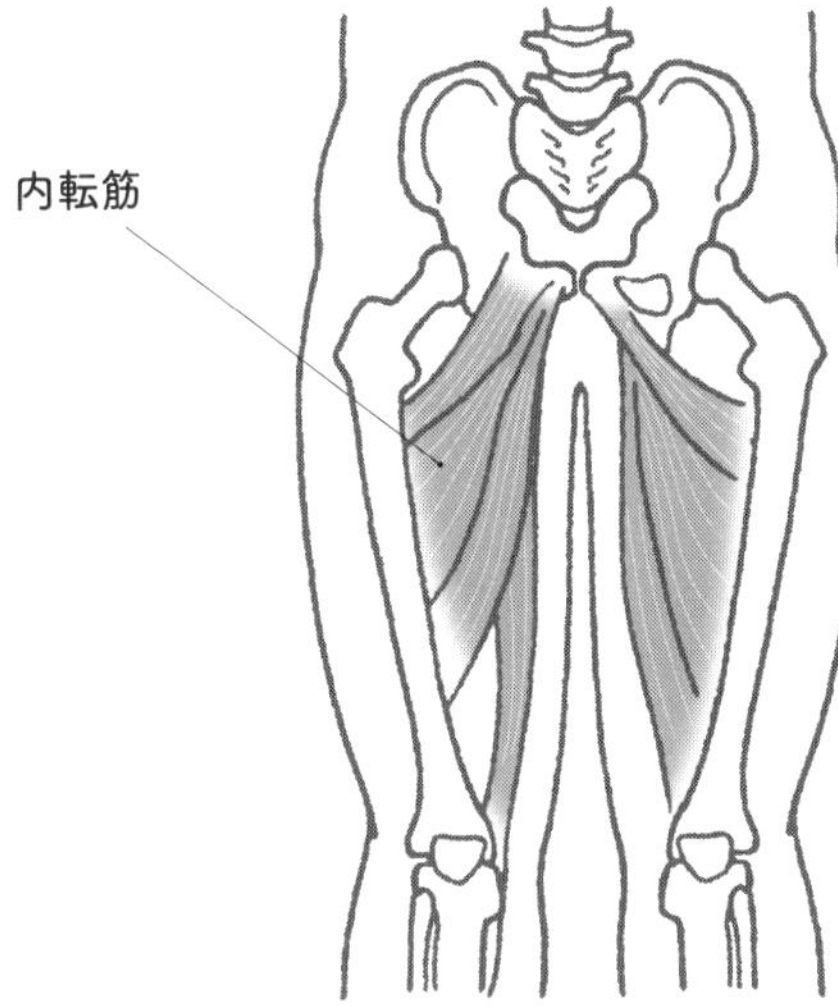

っすぐに立つうえでも重要な筋肉です。

脚を組む癖は体をゆがませる原因になるので、内転筋を鍛えて、組まなくても脚を閉じて座っていられるようにするのがおすすめです。

脚を組んだままできる内転筋のトレーニングをこまめに取り入れましょう。続けるうちに内転筋に力がつき、脚を組まなくても座れるようになります。

内転筋のトレーニング

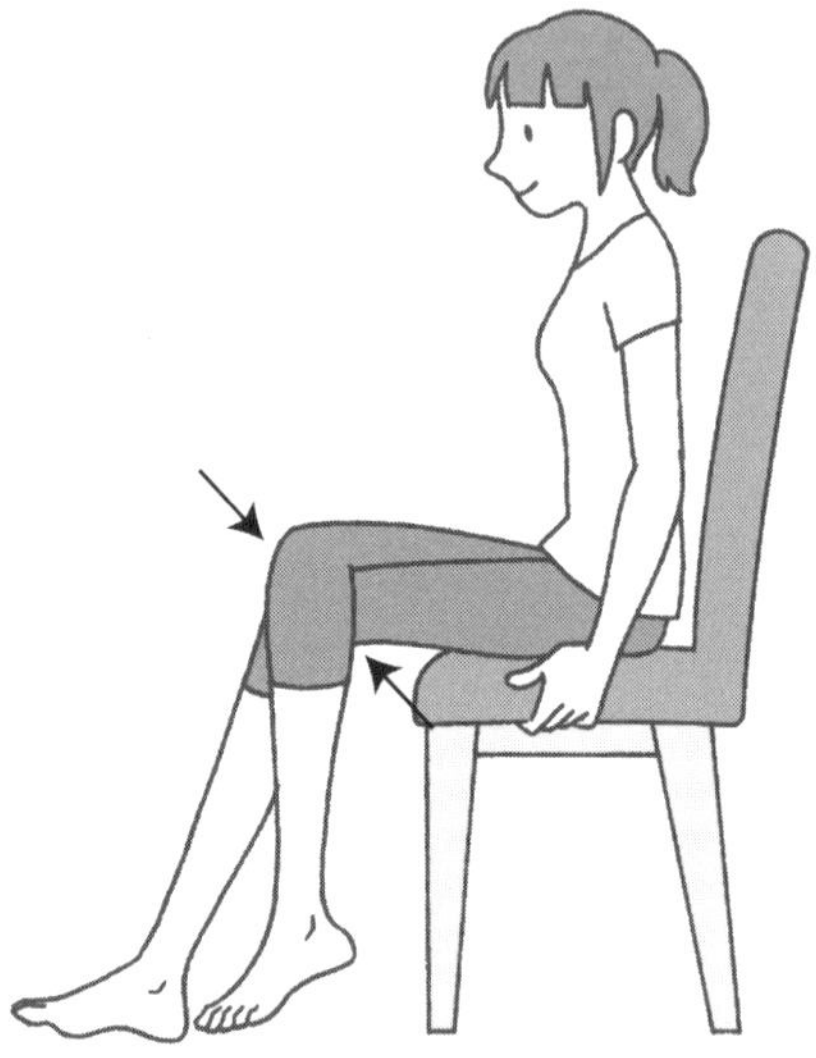

① 脚を組んで座ります。

② 左右の脚の内側に力を入れてギュッと締めて10秒キープ。

③ 脚を組み替えて同様に行います。これを気がついたときにこまめに取り入れましょう。

スマホの見すぎで前に出た頭をゼロポジに戻そう！

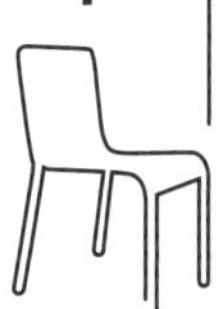

第1章でもお話ししましたが、現代人の座り姿勢の大きな問題が、頭の位置です。

本来、頭は坐骨の真上にあるのが正しく、この状態なら首や肩に負担がかかりません。

でも、現代人はスマホを見ている時間が長いため、ほとんどの人が座っているときに背中を丸めて頭を前に突き出したあご出し姿勢になっています。**いわゆるストレートネックと言われている人もこの部類に入ります。**

こうなると重い頭を支えるために頸椎の上部が過剰に緊張し、首の後ろの付け根にある後頭下筋群が緊張してしまい、頭痛や首こり、肩こりなどの症状を招きます。

首の後ろ中央のへこんだところ、「ぼんのくぼ」を親指で押してみて少しこりや痛みを感じるようであれば、あなたは後頭下筋群が緊張しています。

頭を突き出した姿勢は歯の嚙み合わせにも影響します。食いしばりが強くなり、奥歯が痛んだり欠けたりして虫歯になりやすくなります。またあごを突き出して喉の筋肉が引っ張られることで咀嚼《そしゃく》がしにくくな

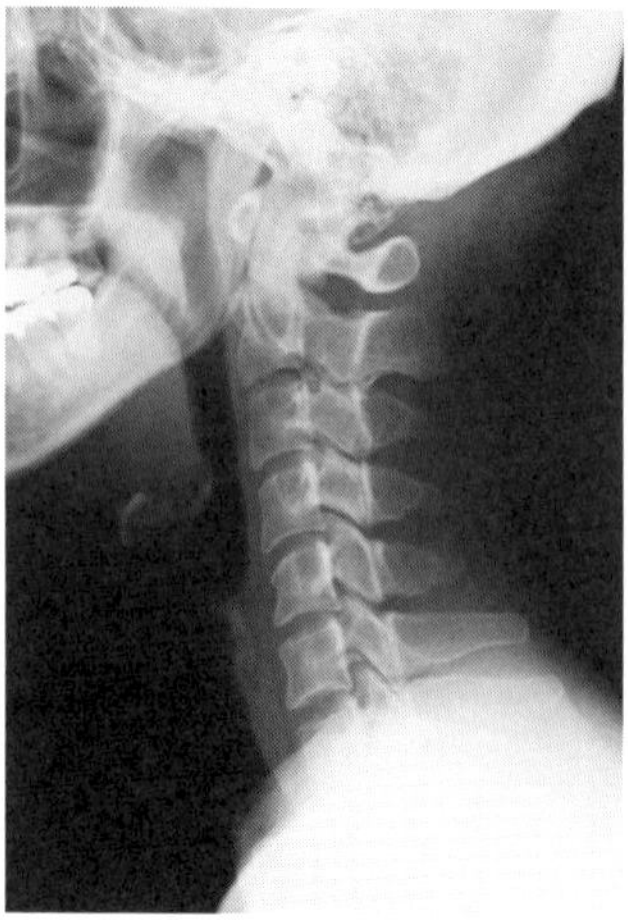

ストレートネック

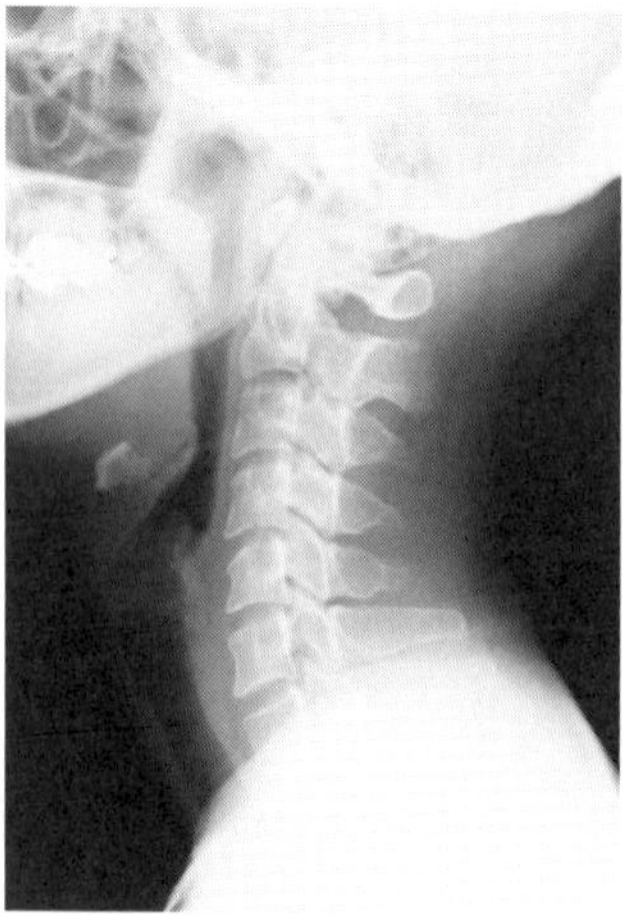

比較的良好なカーブ

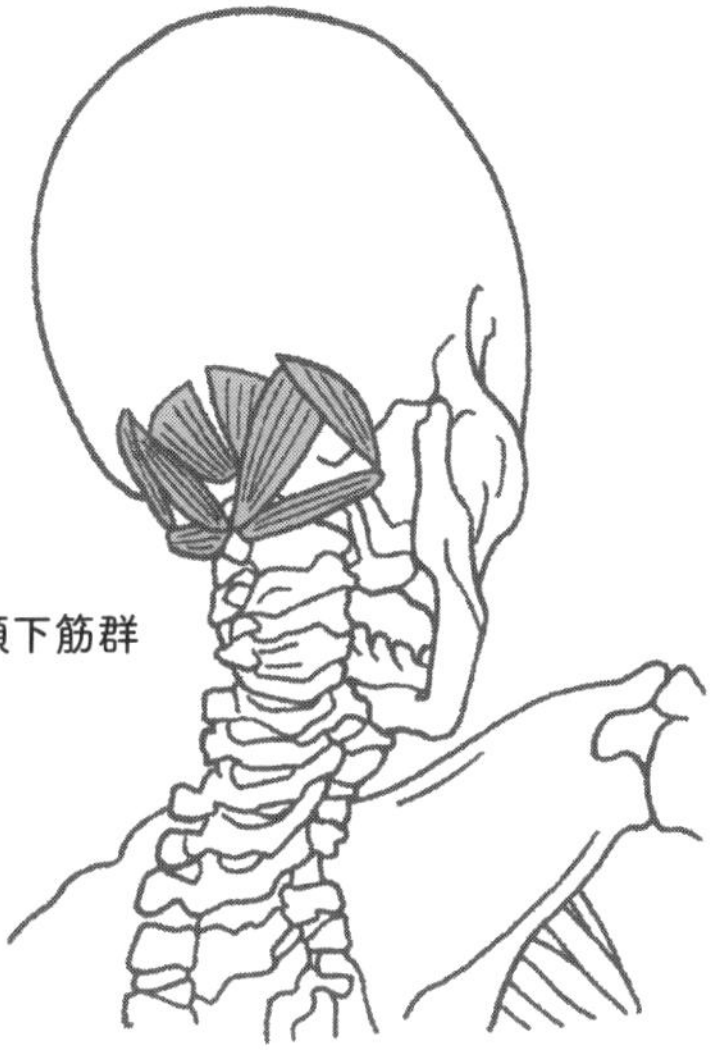

ったり、食べ物を飲み込む嚥下《えんげ》機能が低下し、**将来的に誤嚥を招く可能性もあります。**

ゼロポジ座りをすると、骨盤が立って脊椎がその上に正しくのるので、頭も前に出ず、正しい位置を維持しやすくなりますが、スマホを見る時間が長い人は、どうしても頭を前に突き出した姿勢になりやすく、その姿勢が常態化してしまっている人もよく見受けます。

まっすぐに立っている姿を横から見たときに、あごが鎖骨より前に出ていたらNGです。まずは、次ページのチェックテストで自分の頭の位置が正しい状態かどうかを判定してみましょう。

3つのチェックテストのうち、1つでも当てはまったら、あなたの頭は正しい位置にのっていないということなので改善する必要があります。

そこで心がけたいのが正しい位置に戻すこと、つまり**〝ヘッドコントロール〟**です。

以下でご紹介する頭を正しい位置に戻す2種類のエクササイズ（チンタックと壁エクササイズ）を、気づいたときに行いましょう。前に出た頭が後ろに戻りやすくなります。

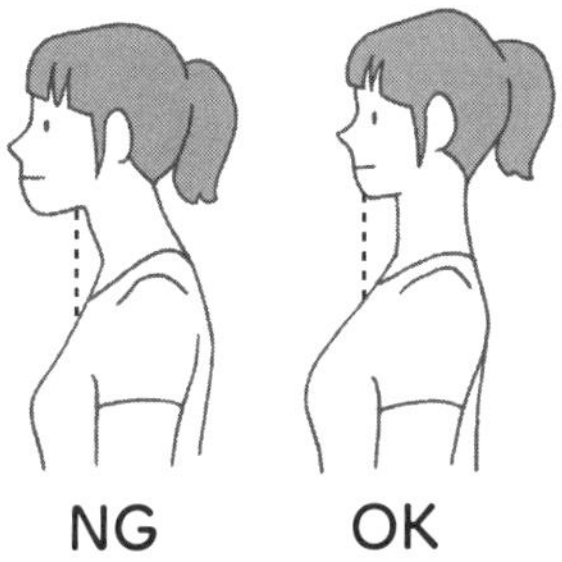

Check1

□あごと鎖骨の位置をチェックしてみましょう。あごと鎖骨が同じライン上にあったらOK。あごが鎖骨より前に出ているのはNG。

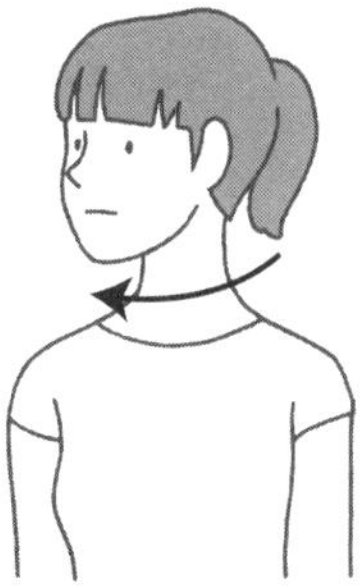

Check2

□首を左右にひねってみましょう。左右とも40度以上ひねることができたらOK。左右のどちらか、または左右両方とも40度以上ひねれない人は、頭が正しい位置にのっていないということでNGです。

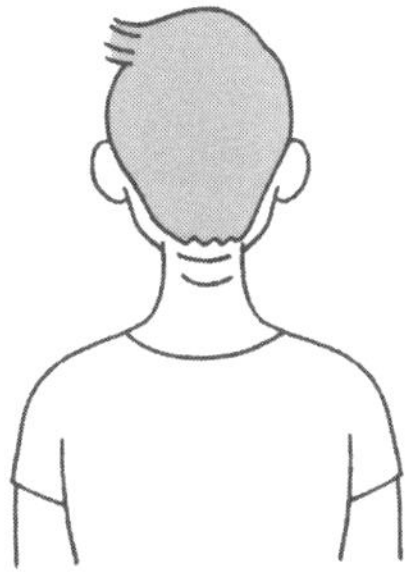

Check3

□首の後ろに横ジワができていないかどうかチェック。シワがなければOK。シワがある人は、常にあごを出して顔を上げているということでNGです。

チンタック

〈あごの位置戻し〉

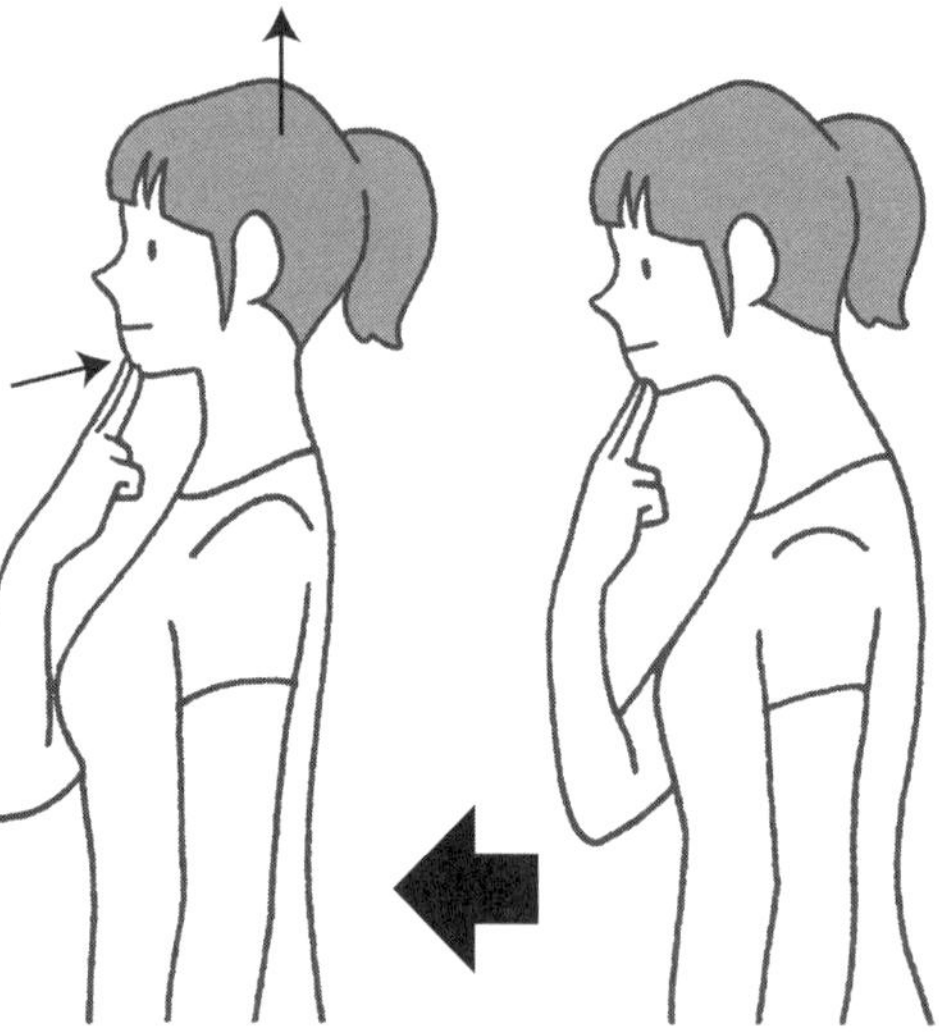

① 普段の姿勢のまま、顔は正面に向けてあごの力を抜き、中指と人差し指をあごに当てます。

② そのままあごを後ろに押して5呼吸キープ。これを3回。あごを押すとき、あごを少し斜め上に上げるつもりで押すのがポイントです。

壁エクササイズ

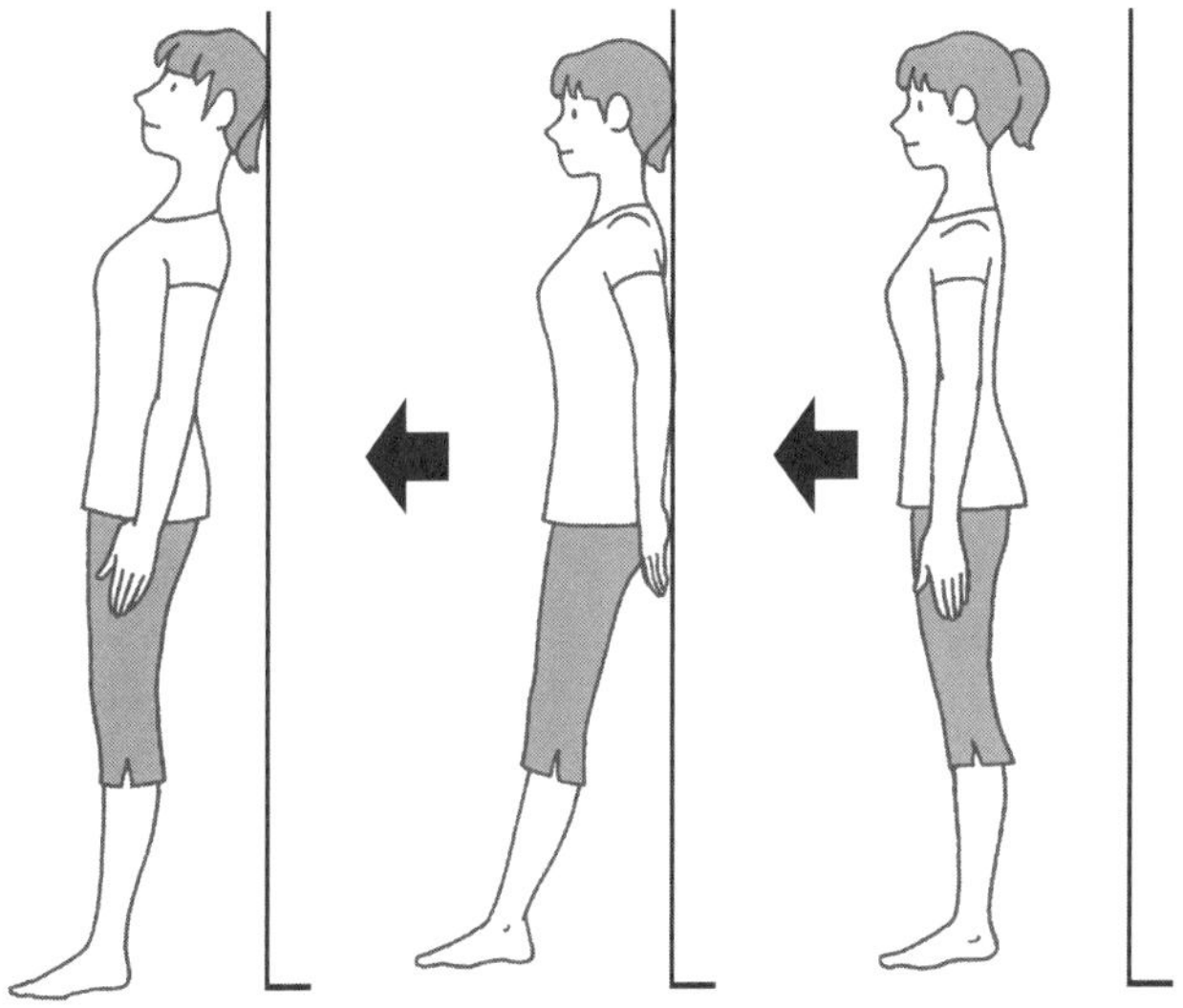

① 壁の前に立ち、足1つ分（タテ幅分）ほどあけます。

② 足の位置は変えずに、壁にもたれかかります。

③ 次に、頭だけが壁につくように体を離し、そのまま10秒キープ。この後に、壁から離れて普通に立ってみると、前に出ていた頭が正しい位置に戻っているのがわかります。

首を痛めない〝ゼロポジスマホ〟

先にも述べたように、頭を突き出した悪い姿勢になる最大の要因はスマホで、首や肩に大きな負担をかけます。これを防ぐスマホの見方が**〝ゼロポジスマホ〟**です。

スマホを体に近づけて持つと、頭を前に出して首を倒して見ることになり、首や肩に大きな負荷がかかります。でも、頭をまっすぐに起こして左右の耳に横から串が刺さったように耳の位置は固定したまま、あごを動かせる範囲内で動かして下を向いてみてください。この状態で視線が届く範囲内にスマホの位置をもってくれば首がゼロポジになるので、首や肩に負担がかからないのがわかると思います。

座っているときなら、スマホを太ももの長さの半分と目線を結んだ位置より先に

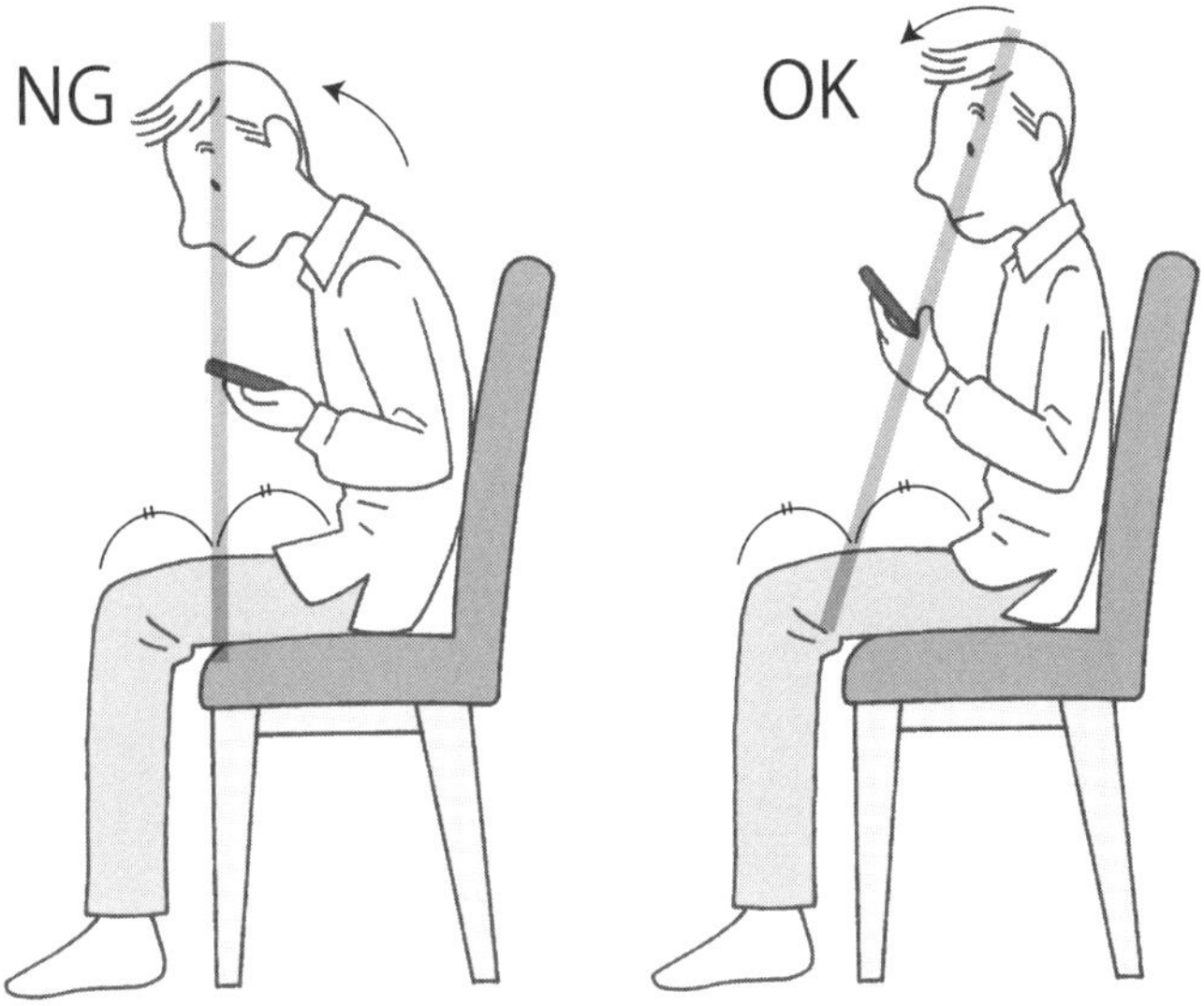

座ってスマホを見るとき、太ももからひざまでの長さの半分と目線を結んだ位置より手前にスマホをもってくると、頭が前に出て首が倒れ、首や肩に大きな負担がかかります。スマホを太ももの長さの半分と目線を結んだ位置より先の位置にくるように持ち、左右の耳を横から串刺しにしたように固定し、あごだけ動かして下を向いてスマホを見れば、首や肩に負担がかかりません。

くるように持つくらいが目安です。ストレートネックの予防にもなるので、ぜひ、ゼロポジスマホを心がけてください。

正しい首の動かし方〝串刺しヘッドノッド〟

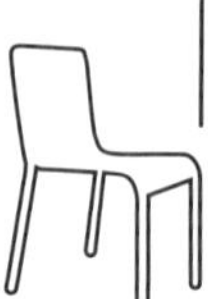

前ページでお話しした、左右の耳を横から串刺しにしたようなイメージで、耳の位置を固定し、うなずくようにあごを上下に動かす方法は、首や肩に負担がかからない首の動かし方です。これを**〝串刺しヘッドノッド〟**と名付けました。

私たちはデスクワークをするときや、本を読むときなど、生活の中で首を前に出す機会がとても多いのですが、串刺しヘッドノッドで首を動かせば、首や肩に負担がかからず、痛みやこりが防げます。左ページの図のように、壁から頭を離さずに、うなずくように首を動かして、串刺しヘッドノッドの練習をしてみましょう。

この練習をすれば、普段スマホを見るときなど何をするときにも、自然に串刺しヘッドノッドができるようになります。

壁に後頭部をつけて立ち、左右の耳が横から串刺しになったイメージで耳の位置を固定し、後頭部を壁から離さずに、うなずくようにあごを動かして下を向きます。気が付いたときにこの練習をしましょう。頭が壁から離れてしまうのはNGです。

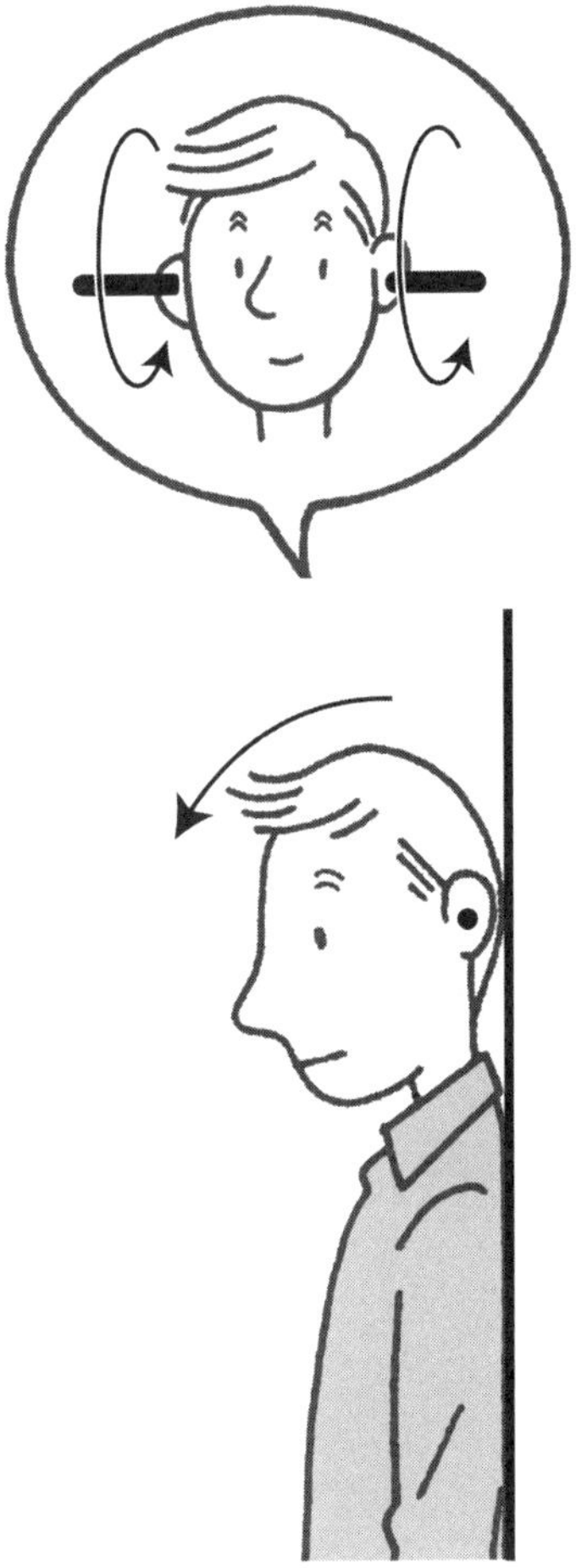

NG

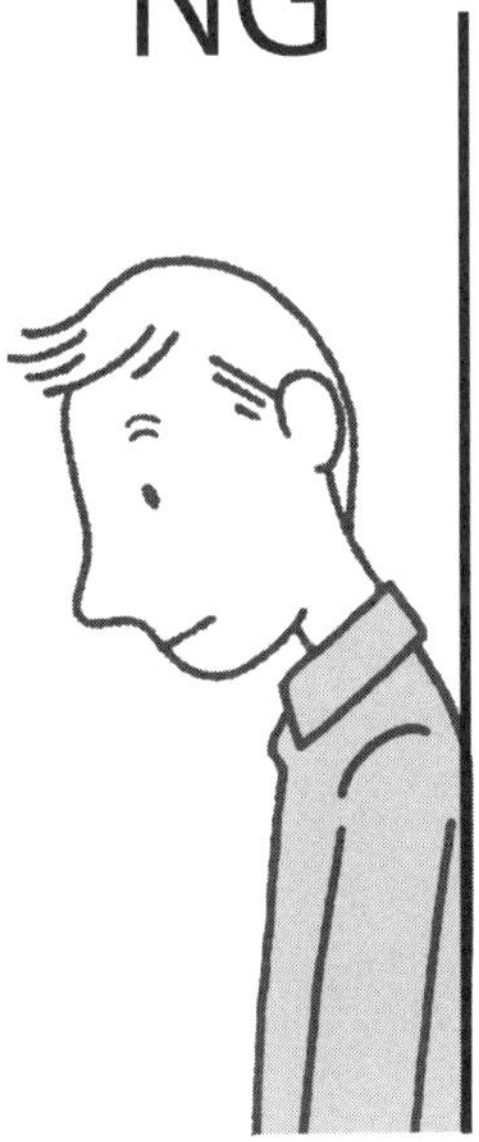

新幹線の普通席をグリーン席に変える魔法のゼロポジ

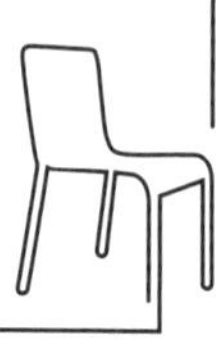

出張が多いビジネスマンなどは新幹線での移動も多いと思いますが、座席に座っているとよい姿勢がとりづらく、首が折れて肩がこり、すぐ疲れてしまうという声をよく耳にします。

新幹線の座席は、１７０〜１８０㎝の高身長の人にも対応できるように作られているので、特に小柄な人は背もたれのカーブと体のカーブの位置が合わず、無理な姿勢になりやすいため疲れが出てしまうようです。

そんな新幹線で疲れにくくするコツが、やはりゼロポジ座りです。

新幹線の座席はリクライニングシートで、背もたれを後ろに倒せますが、普通車とグリーン車では倒せる角度がやや異なります。普通車の場合、背もたれは最大１

20度くらいまで倒すことができるようです。

ですから背もたれを倒して背中を沿わせれば、自然と股関節の角度が110〜120度くらいに広がってゼロポジ座りになり、腰椎が骨盤の上にまっすぐにのるので疲れにくくなります。

ただし、背もたれの頭が当たる部分のシートが少し高めになっているので、身長が170cm以下の人は首が前に押されて負担がかかってしまい、疲れやこりが生じやすくなります。

これを防ぐため、あらかじめ少しハリのある素材のフェイスタオルを携帯し、八つ折りくらいに小さめに折り畳んで、首の後ろの付け根のあたりに当てて座りましょう。これで首への負担が軽減します。

小柄な人で、背もたれを倒したときに座席のカーブが自分の腰の位置と合わない場合は、フェイスタオルを四つ折りくらいに折り畳んで腰に当てましょう。これで

〈背もたれを倒す場合〉

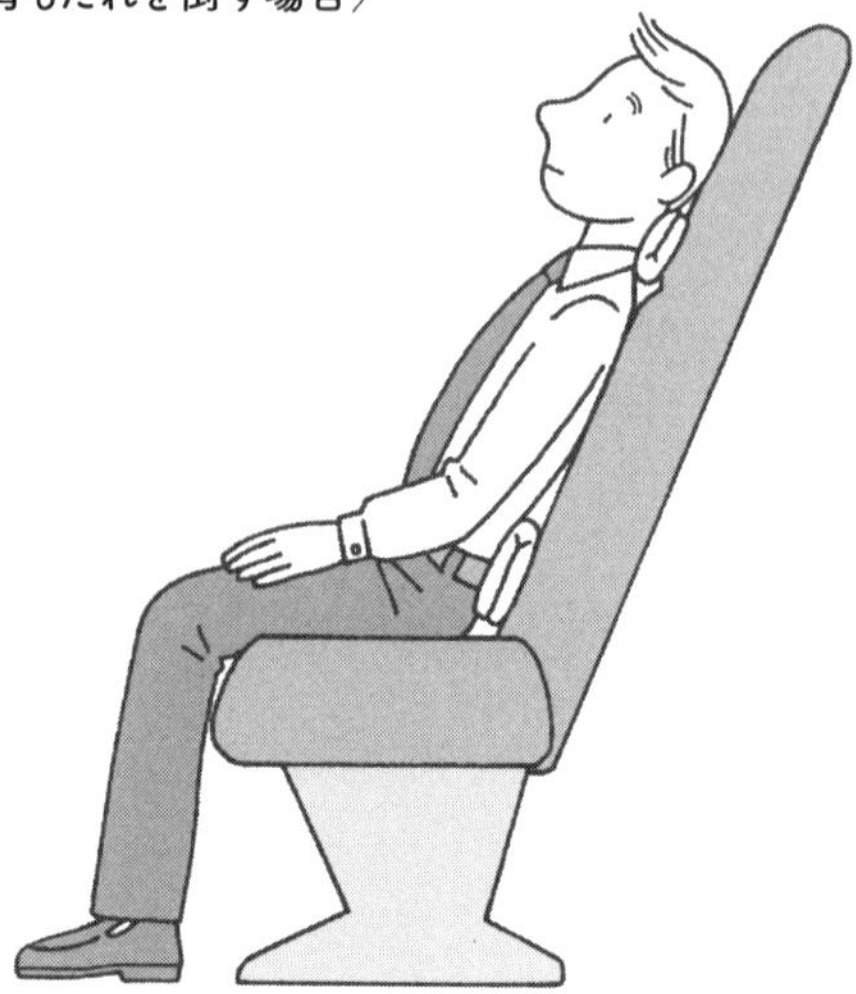

腰への負担が減り、格段に疲れにくくなります。

一方、座席で背もたれを倒さずに仕事などをするときは、この方法とは少し異なります。

背もたれを倒さずに骨盤の角度を110度くらいに開くには、お尻の位置を上げるしかないので、このときにまた活躍するのがタオルです。

少し大きめのフェイスタオルかスポーツタオルを携帯して、四つ折りにし、折ったときに厚みがあるほう

〈背もたれを倒さない場合〉

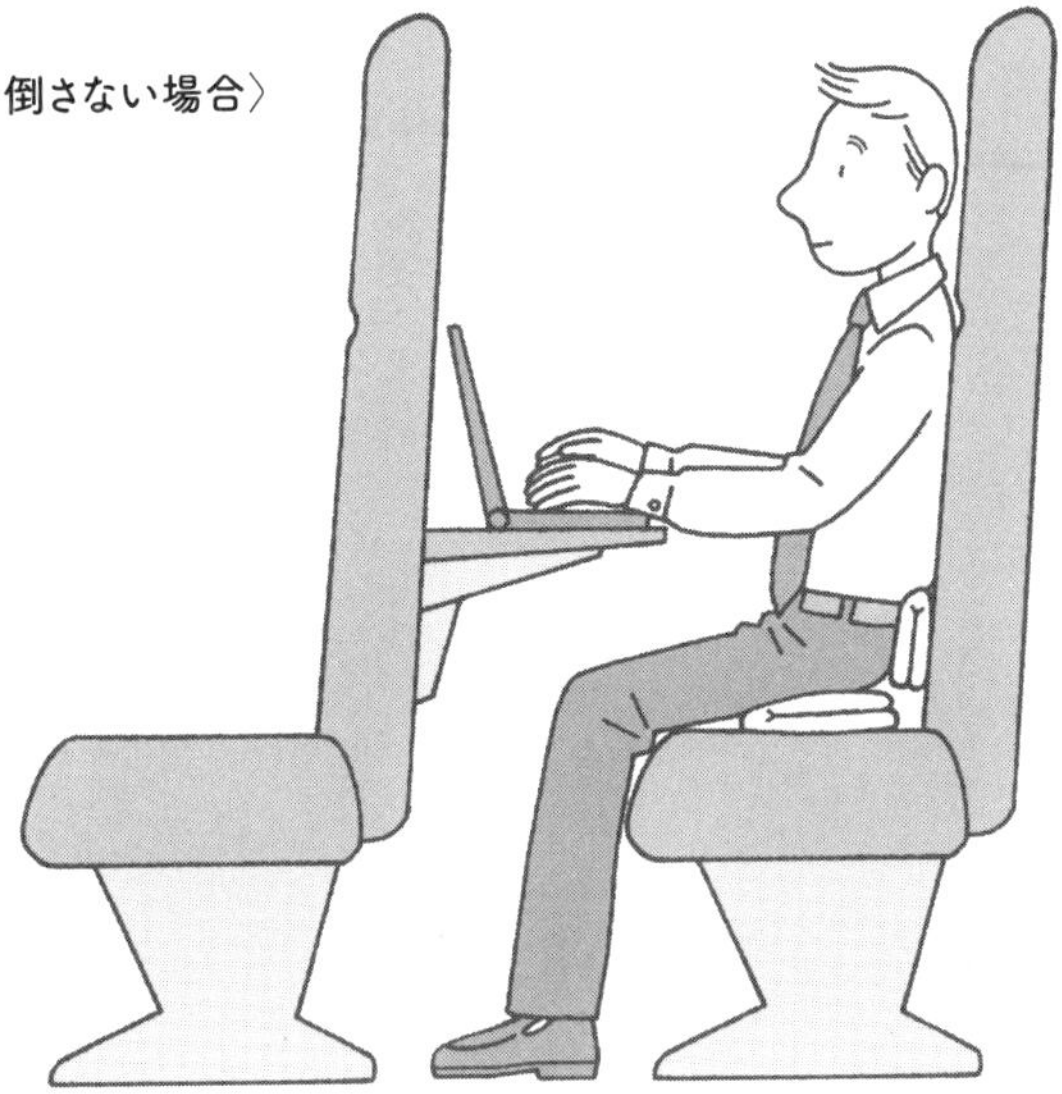

を背もたれ側にしてお尻の下に敷いて座ります。こうすればお尻が高くなり、座ったときに股関節が105～130度に開いて骨盤の上に腰椎がまっすぐにのります。

このとき腰と座席の背もたれの間に隙間ができると思うので、四つ折りにしたフェイスタイルを腰に当てるとさらに腰の負担が軽減します。

座席の前にフットレストがある場合は、小柄で足が浮く人はのせるのがおすすめです。

逆に身長が高い人や脚の長い人は、フットレストに足を置くと股関節が鋭角に曲がってしまい、骨盤が前傾して腰椎に負担がかかるので、使わないほうがいいでしょう。

これらの座り方で格段に楽になり、疲れにくくなります。

このように新幹線で長時間移動するときはフェイスタオルを1~2枚携帯しておくと、自分の体のカーブと座席のカーブとのずれを調節できて便利です。

大柄な人にとっては普通車の座席は狭く感じて、この方法でもやや疲れてしまうかもしれませんが、小柄な人はこのフェイスタオルでの調節方法で楽になるので、普通車でも十分に快適に過ごせると思います。

このことから考えると、グリーン車の真の恩恵を受けるのは身長が170cm以上の人。それ以下の小柄な人は、普通車でもゼロポジ座りで十分に快適になるので、高いお金を払わずともグリーン車気分を味わえてお得とも言えます。グリーン車と普通車の金額の差は、距離にもよりますが、東京―新大阪間で5000円程度。ゼロポジ座りで、普通車もグリーン車に変えられるのです。もちろんグリーン車には、内装が豪華だったり、座席数が少ない分、静かだったりと、シート以外の部分のメリットはありますが……。

なお、飛行機の場合も同様に、航空会社や座席の種類によって座席の形状が多少異なりますが、基本的には新幹線と同じ方法で座れば疲れは軽減できます。

コラム❸

夜のゼロポジション
―まっすぐ寝る―

まっすぐ座るだけでなく、まっすぐ寝ることも人によっては難しいことがあるかもしれません。

寝ているのに疲れがとれない、寝ているとどこかが痛くなる、朝起きるとどこかが痛い、ということはありませんか？　それは「まっすぐ寝る」つまり「寝た姿勢でのゼロポジション」がとれていないことによる不調の可能性があります。寝姿勢の緊張が高く、リラックスできていないと睡眠も浅くなり疲れも十分とれません。

では寝姿勢の理想とはどのようなものでしょうか？

仰向けになったときに自分の体のどこが床についていてどこがついていないかを感じてみてください。

理想的には、

・頭は鼻根《びこん》部の後ろが床についている

・首の後ろは頭の近くに最も高いアーチがあって小さな空間がある

・背中は肋骨の下のほうまで床についている

・左右に置いた手は手のひらを上にすると手の甲が全部ついている

・腰の後ろに首の後ろと同じくらいの小さな空間がある

・両方のお尻が均等に床にのっている

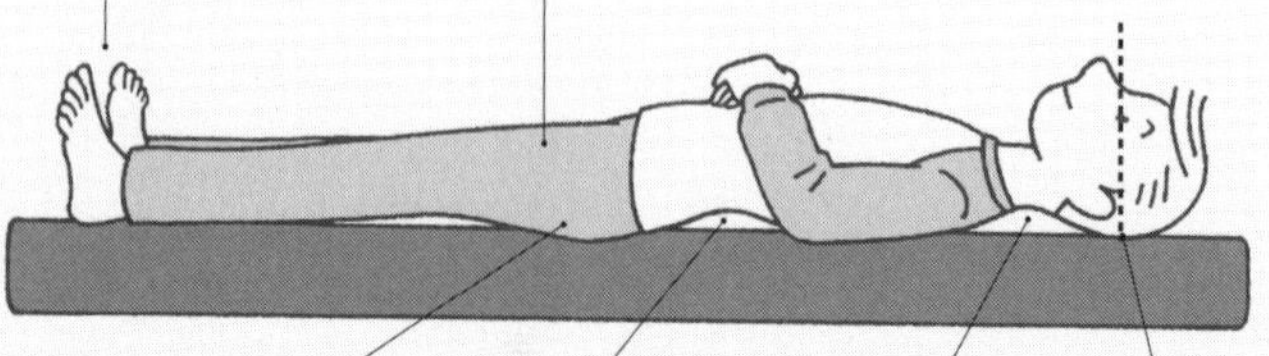
つま先は
外側に開く
太ももが
浮かない
お尻が
均等にのる
小さな
空間がある
頭の近くに
最も高い
アーチがある
鼻根部の
後ろが
床につく

・太ももが浮いていない
・両方の足のつま先は同じ角度で
外側に開いている

という状態が作れるとゼロポジションと言えます。

もし首の後ろのカーブの形が肩のほうに頂点があったらそれは後頭部の緊張が強いと言えます。

もし手の甲ではなく、小指だけが床についていたら、肩甲骨まわりの緊張が強い状態と言えます。

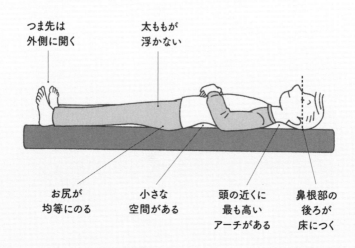

また、もし腰の後ろの空間が肩から骨盤まで大きなアーチのように感じられたら体の緊張が強く負担がかかっている状態と言えます。

そんなときは寝姿勢のゼロポジションを作ってから、眠りに入るのがオススメです。

まずあごの力を抜き少し奥歯の後ろに空間を作りましょう。こうすることで首まわりの緊張が軽くなります。

次に、両手を前ならえにして万歳のように頭方向に上げていきながら息を吸って深呼吸しましょう。手を戻しながら息を吐いていきます。これを2~3回繰り返します。これで上半身の体の後ろの空間は理想的になってくるはずです。

次に両方の股関節をぶらぶらと動かして骨盤の緊張をほぐしましょう。足が一本の棒になったように付け根から動かして回すのがコツです。

最後に体の横に置いた手のひらを上にして2〜3回深呼吸をして、ゼロポジションに近づいたことを確認してみてください。

これで翌朝、いつもより疲れが取れていたら大成功です。ぜひ試してみてください。

Key takeaway：夜のゼロポジでたまった疲れもゆがみもすっきり

第4章

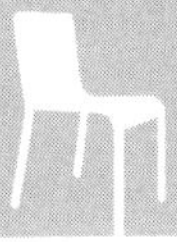

"直角座り"は筋トレになる!

直角座りをすると腸腰筋が鍛えられる

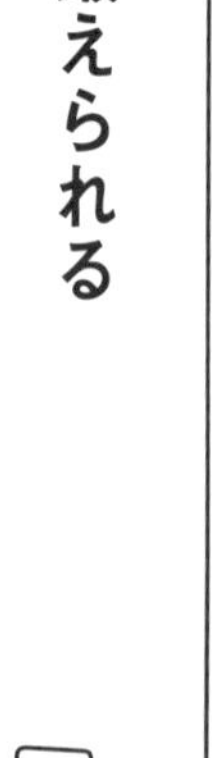

ここまでの章で、股関節やひざを90度に曲げる〝直角座り〟は、体幹の筋肉がしっかりついていないと長く続けられず、疲れてしまうとお話ししました。しかしながら、直角座りは、見た目には最もきれいに見える座り方で、しかも体幹の筋肉を鍛えられるというメリットがあります。

直角座りをするとやや骨盤が前傾しますが、これによって腰椎と大腿骨を結ぶ〝腸腰筋〟という体幹の筋肉が鍛えられ、座っているだけでこれまた筋トレになります。

腸腰筋とは私たちの体でとても重要な働きのある筋肉です。この筋肉がしっかり鍛えられていれば以下の3つの効果が得られます。

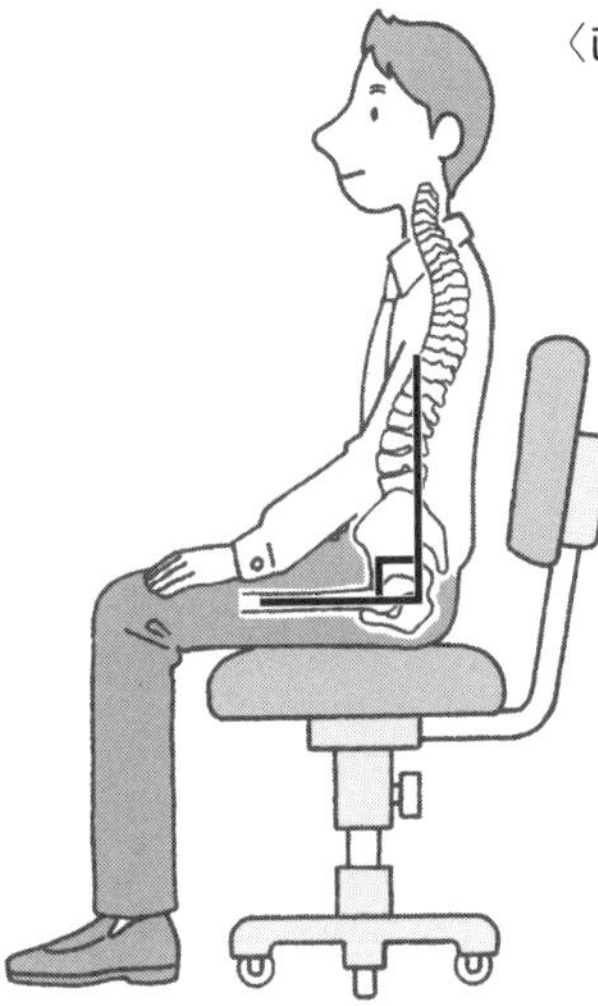
〈直角座り〉

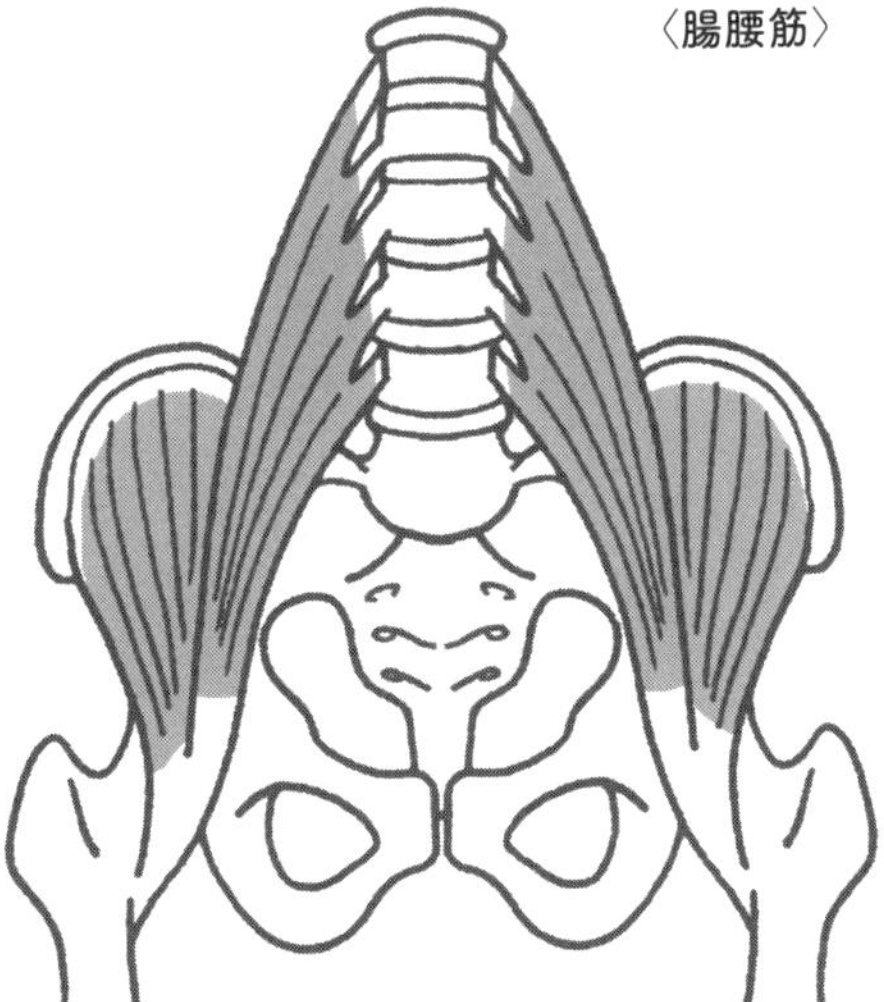
〈腸腰筋〉

歩幅が広がる

腸腰筋は腰椎から大腿骨の付け根まで伸びているいわゆるインナーマッスルで、股関節を屈曲させる働きがあります。つまりももを引き上げる働きがあるのです。

ももを引き上げる力が強ければ、しっかりと股関節から歩くことができるので、お年寄りのような歩幅の狭いチョコチョコ引きずり歩きではなく、若々しく大股で歩くことができるのです。

代謝が上がる

また腸腰筋は体の中でも最も大きな筋肉のひとつです。この筋肉がきちんと鍛えられれば代謝が上がり、ダイエット効果も期待できます。

お腹ぽっこりが改善する

腸腰筋が緩んでいると骨盤が後傾し、お腹ぽっこりのへそ折れ姿勢になりがちです。この筋肉を鍛えることで姿勢がよくなり、大殿筋も使えるようになるので下腹部のボディラインが格段に整います。下腹部が凹まない人はこの腸腰筋が弱い可能性があります。

では、自分の腸腰筋は十分に強いかどうかをチェックしてみましょう。

Check1

椅子に座って両ひざを直角に曲げます。
上半身を固定してひざがどこまで上がるかチェックしましょう。

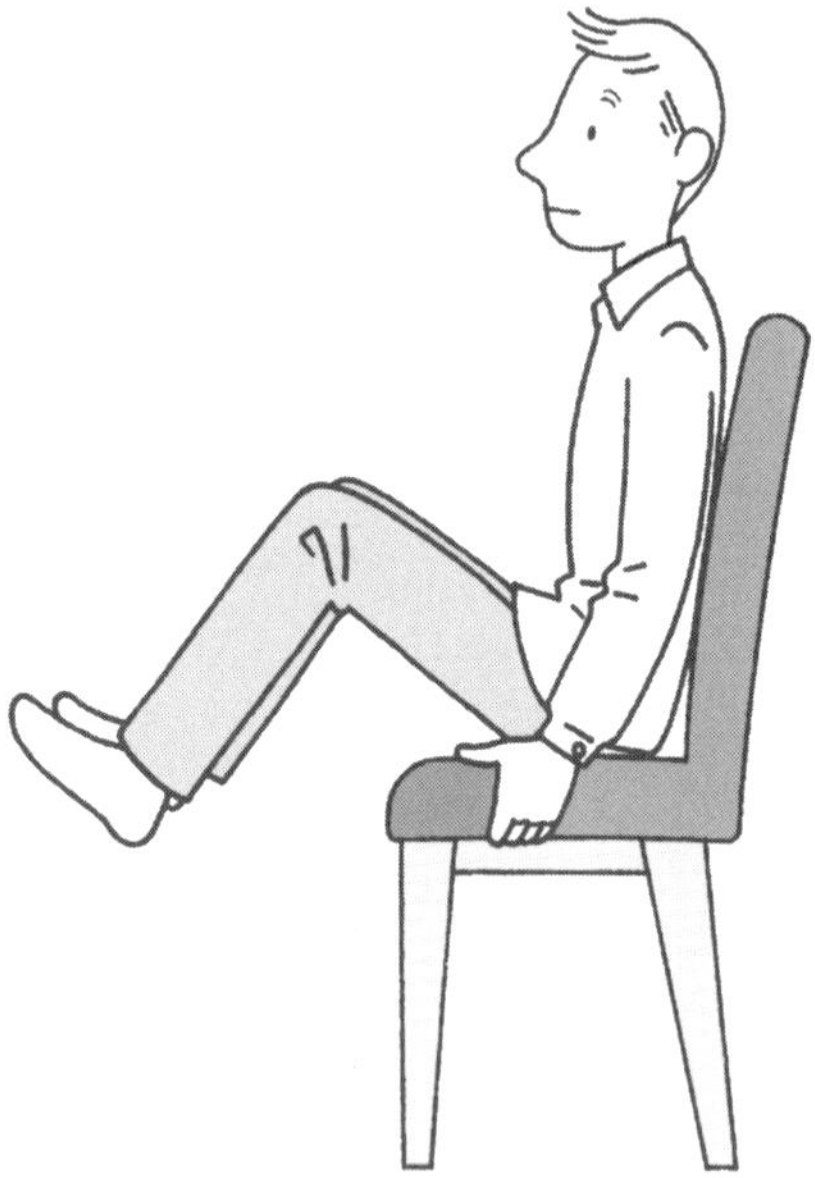

弱い：片脚も上がらない（足が床から離せない）

普通：片脚を上げることができる

強い：両脚をそろえて上げることができる

Check2

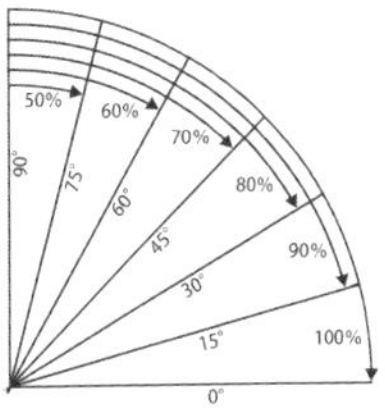

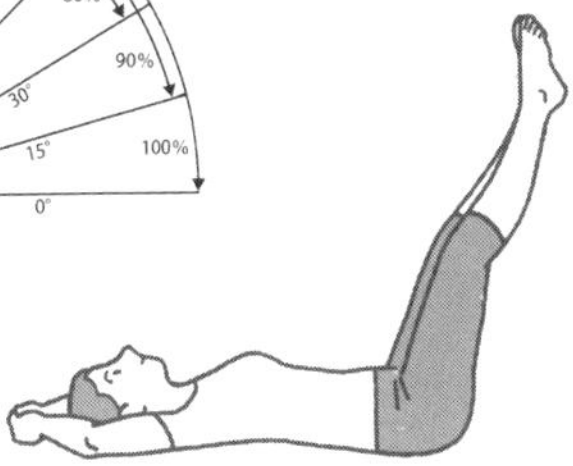

両脚を上げて
ゆっくり
下ろしてきます。

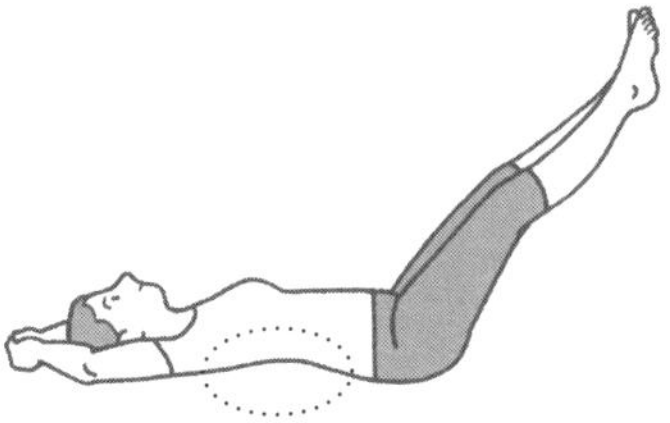

背中が浮いてきた
ところがその人の
角度になります。

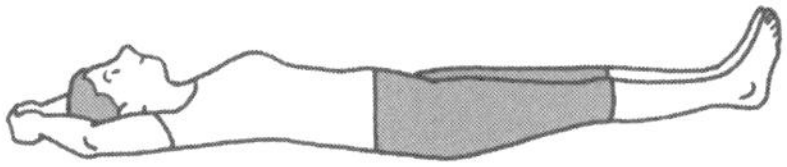

最後まで腰を
反らさずに下ろす
ことができれば
100%(十分に強い)。

30〜45度くらいまでこれたら80%（普通）

45〜60度くらいで70%（やや弱い）

60〜75度くらいだと60%（弱い）と判定します。

(Modified from Kendall FP, McCreary EK: Trunk muscles in muscle testing and function, Philadelphia, 1983, Williams and Wilkins.)

前記のいずれかのチェックテストで弱いという結果になった人はぜひ直角座りと次にご紹介するトレーニングを行ってみてください。

見た目が美しい座り方なので、この座り方が楽にできる人は、普段は110度のゼロポジ座りで座って、ときどき90度の直角座りを取り入れるというのもよいと思います。

ゼロポジ座りとは違った筋肉を鍛えられ、2つとも行うと姿勢を支える筋肉がより鍛えられて、骨盤がまっすぐに立ちやすくなります。

見た目に美しい、「直角座り」の方法

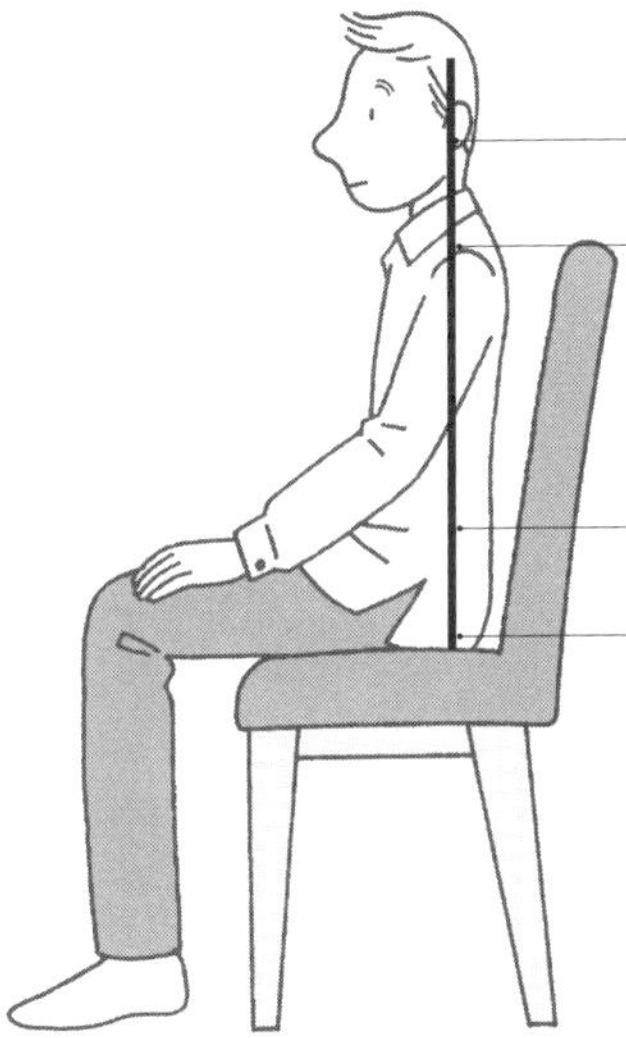

① 椅子に座って、背もたれにもたれかからず、左右の坐骨の上に均等に体重をのせます。

② 坐骨の真上に、目と目の間（鼻根部）の1～2cmほど奥にある頭の中心がくるように意識します。横から見たときに、耳たぶ、肩、お腹の中心、坐骨が一直線になるようにしましょう。これで完成です。このとき、鼻から息を吸ってみて肺に空気が最も多く入るのが一番まっすぐなよい状態なので、確認してみましょう。

直角座りをしながら腸腰筋のトレーニング

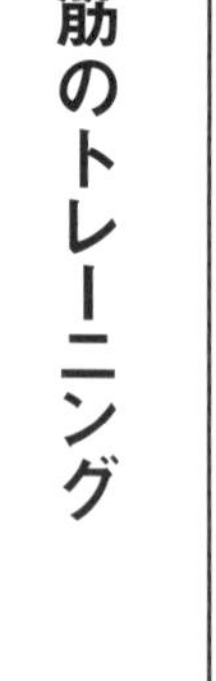

直角座りで鍛えられる腸腰筋は、骨盤をまっすぐに立たせる筋肉であり、歩くときにも使われる筋肉。この筋肉がしっかりと鍛えられていると、よい姿勢が保ちやすくなるだけでなく、一生自分の脚で歩けることにもつながります。そのためにもときどき直角座りをするようにしましょう。

さらに、腸腰筋のトレーニングを取り入れると、より鍛えることができます。以下の方法なら、座りながら簡単にできるのでぜひ実践してみてください。

腸腰筋のトレーニング

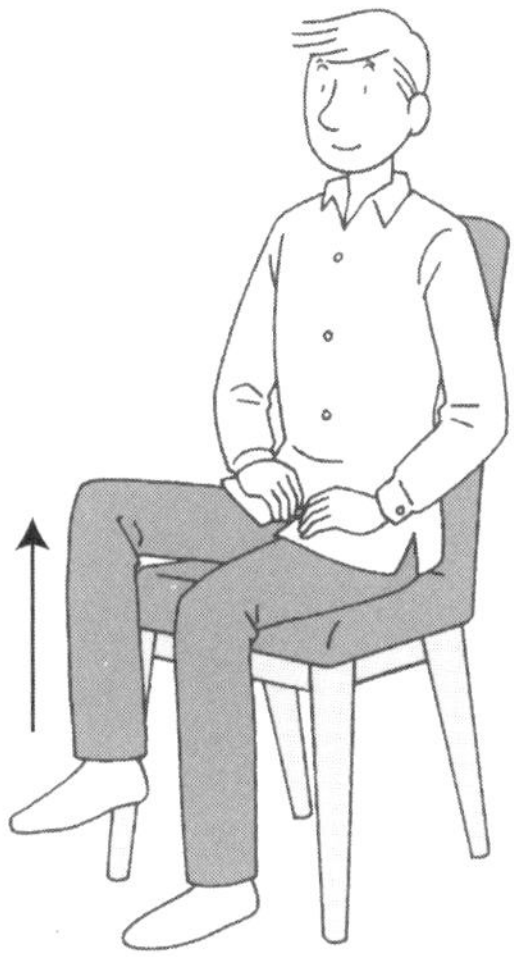

① 直角座りで座り、脚を肩幅に開きます。両手は股関節のあたりに添えましょう。

② 上半身を動かさずに、息を吸いながら片側の太ももを引き上げます。このとき腰が反ったり、上半身を前に倒したりして引き上げると効果が半減します。骨盤はまっすぐに立てて下腹部にしっかりと力を入れて行いましょう。

③ 息を吐きながら上げた太ももを下ろし、今度は息を吸いながら反対側の太ももを引き上げます。これを左右各10回行いましょう。太ももを引き上げられない人は、まずは片側ずつかかとを上げ下ろしすることから始めましょう。

コラム❹

週にどれくらい運動したらいいのか？
―努力を生かすために―

近年のジョギングブームで中高年から健康のためにジョギングを始めている人が多いようです。中には走ることが楽しくなりフルマラソンや場合によってはトライアスロンに出るという人も多く見受けます。でも、ここで注意したいのが使いすぎで起こる関節の痛みや、無理をしすぎの突然死です。

トライアスロンの大会で、最初のスイムで亡くなる中高年男性の事例はあとを絶ちません。せっかく運動をしているなら健康になりたいものです。

かくいう私も40代は結構な距離を毎日走っていましたが、ある日、それを見た父に「そんなに走ると体に悪いぞ」と注意をされたのです。当時は「たくさん走ると体に悪い」などと予想外のことを言われ、一笑に付したことを覚えています。確かに引退されたトップアスリートで健康長寿という方は少ないようにも感じます。

では実際どれくらいの運動量が最も健康によいのでしょうか?

実はこんな興味深いデータがあります。

2015年に報告された、デンマークでの長期間追跡調査では、飲酒や喫煙などの因子を除外しても、ジョギングの回数は週に2～3回がベストで、ペースは「速い」よりも「ゆったり」がよく、なんと週に4回以上走る人よりも、2～3回走る人の群のほうが格段に心臓血管系疾患の死亡率が低かったことが明らかになりました。つまりのんびりいい加減くらいにやっている人のほうが、頑張っている人よりもよいという驚きの結果だったのです。

さらにこの結果は、週4回以上になると努力とは反比例し、なんと週6回以上走る群ではきわめて心臓血管系疾患の死亡率が高かったということです。ちなみに距離は週6〜12マイル（約9・6〜約19・2km）がベストという結果が出ています。つまり、週3回走るなら1回に4〜5km、男性なら時間にして20〜30分ということになります。

走りすぎは体に毒……私の父の言葉は実に正しかったと言えるでしょう。

みなさんはいかがでしょうか？「過ぎたるは及ばざるが如し」とはまさにこのことで、何事も適度に行うことが肝心ということですね。とくに中高年の人は、あまり無理をせず、ご自身の体力と体調を考慮して上手に運動していただきたいものです。

Key takeaway：週に2〜3回程度、1回4〜5kmが理想的

第5章

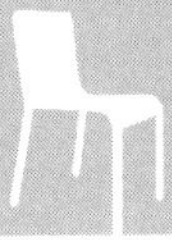

座り時間が長く続いたときのストレッチ

座り仕事の合間に立ち上がってストレッチを

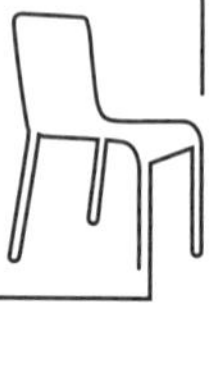

ゼロポジ座りをしていても、あまりにも長い時間座りっぱなしでいると、血流が悪くなってしまい、こりや痛みなどなんらかの不調が出る場合があるかもしれません。

また、悪い姿勢が習慣化していて、体の筋肉がアンバランスな状態になってしまっていると、いくらゼロポジ座りをしても、こりや痛みが出てしまうことがあります。

こういったことを防ぐためにおすすめなのが、ストレッチです。

１３３ページから、椅子に座ってできるストレッチや立って行うストレッチをご紹介しますので、自分の症状に合わせて取り入れましょう。

デスクワーク中には、１時間に一度は立ち上がったり歩いたりして休憩をするようにし、一日のうち何回かはストレッチをするのが理想的です。

腰痛

腰痛は、お尻や股関節まわりの筋肉が硬くなっていると起きやすくなります。以下の「座って行う腰痛予防ストレッチ１、２」でよく伸ばすと骨盤がまっすぐに立ちやすくなり、腰痛予防につながります。

また、一日6時間以上座っている人に多いのが、股関節の屈曲姿勢を長くとりすぎて前方の筋肉（股関節屈曲筋群）や内側の筋肉（内転筋群）が短く硬くなってしまうケース。こうなると立ち上がったときに腰が伸び切らず、腰痛が発生します。

ですからやはり座りすぎは禁物。３時間程度を目安に立ち上がり、以下の「立って行う腰痛予防ストレッチ1、2」を行って、しっかりと股関節まわりを伸ばすのがおすすめです。

座って行う腰痛予防ストレッチ1

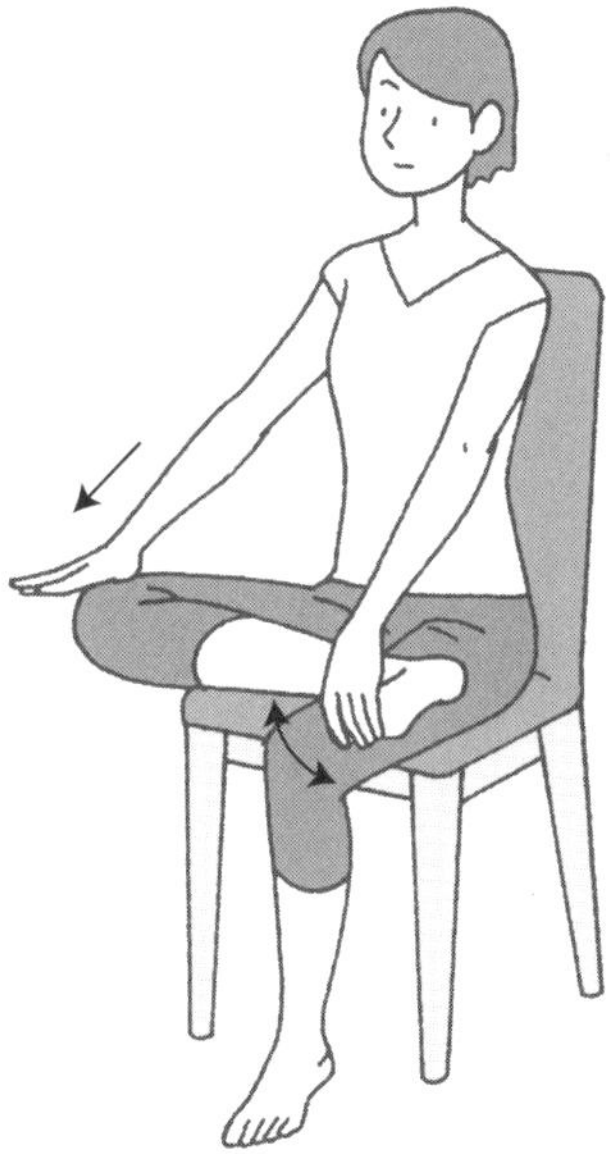

① 椅子に座って骨盤をまっすぐに立てて、右の足首を左ひざの上にのせます。右手は右ひざに添え、左手は左の足先をつかみます。

② 右手で右ひざを押しながら、同時に左手で左の足首を反らせて5呼吸キープします。肋骨と骨盤の間の距離が変わらないように骨盤をまっすぐに立てて行いましょう。次に左右の手足を入れ替えて同様に。左右各1回。

座って行う腰痛予防ストレッチ2

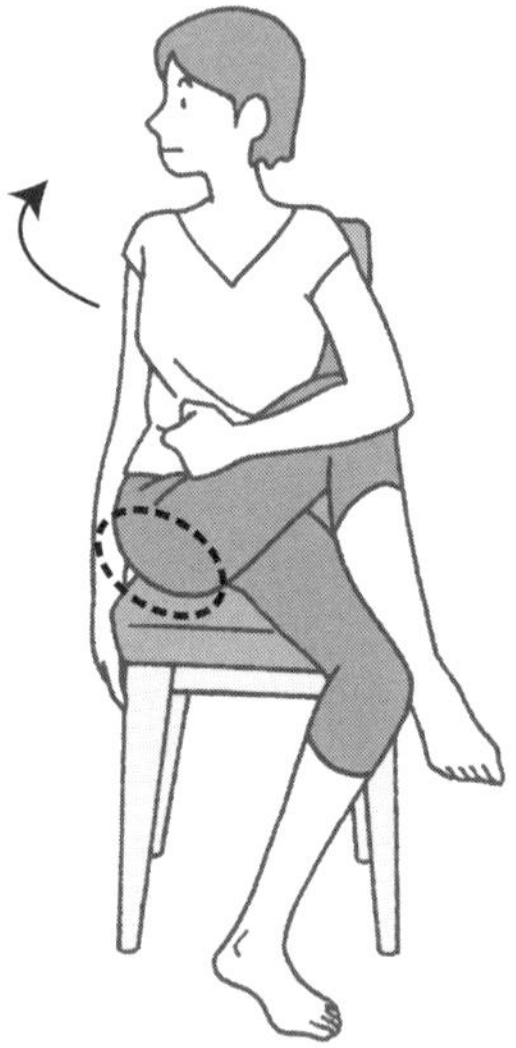

① 椅子に座って、右ひざを曲げて左脚の上に交差させ、左手で右ひざを左へ抱え込むようにしながら、上半身を右後ろに向けて5呼吸キープ。このとき右のお尻がじんわりと伸びるのを意識しましょう。

② 上半身を元に戻したら、今度は左ひざを曲げて右脚の上に交差させ、右手で左ひざを右に引っ張りながら、上半身を左後ろに向けて5呼吸キープ。左のお尻が伸びるのを意識しましょう。左右各1回。

立って行う腰痛予防ストレッチ1

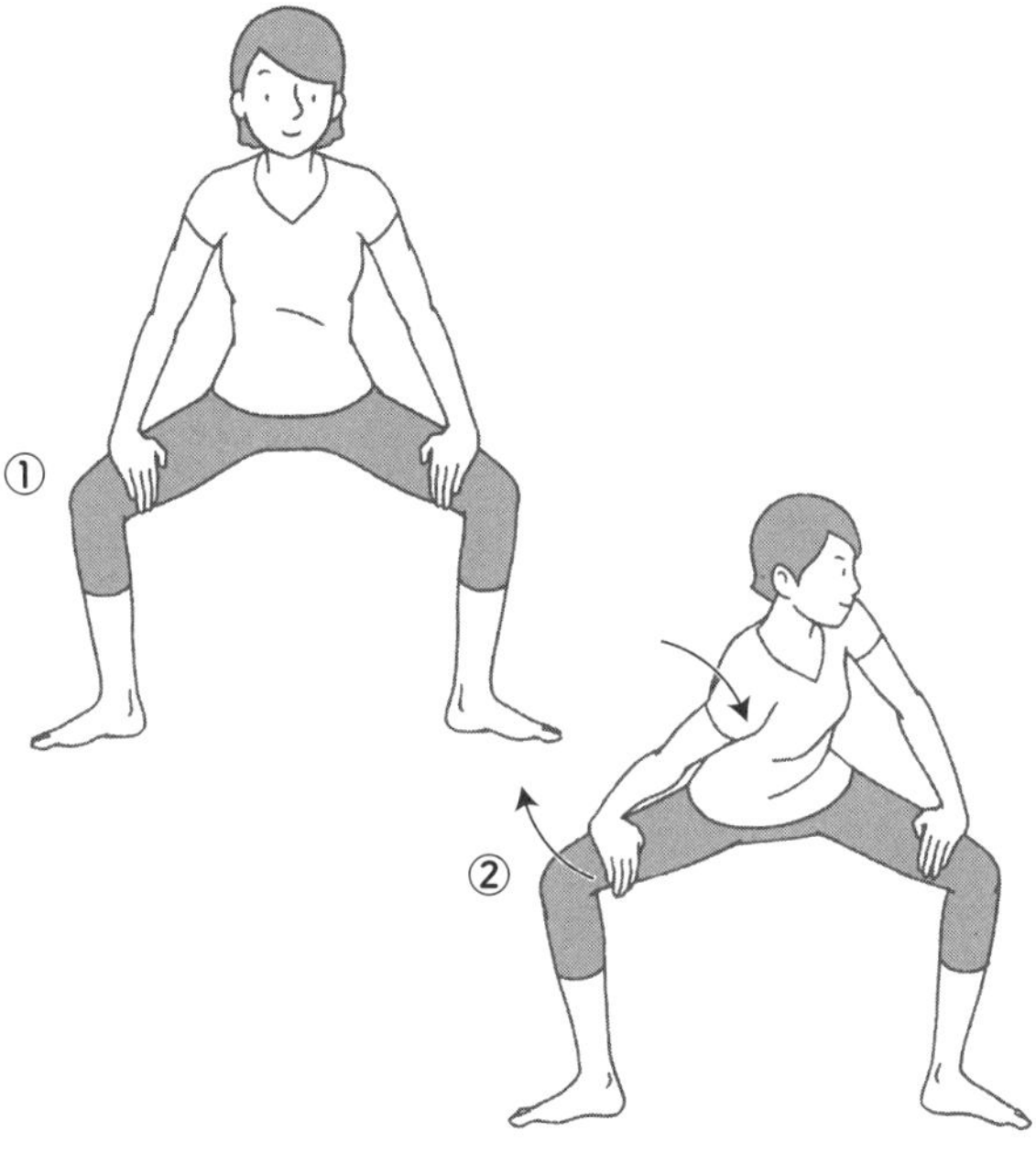

① 足を大きく開き、つま先を外側に向けます。つま先とひざを同じ方向に向けたら、ひざの上あたりに手を当てましょう。上体を立てたまま、左右の太ももが床と水平になるくらいまで腰を落とします。

② 息を吐きながら、右手で右脚が内側に入らないように外に向かって押しつつ、右肩を入れて左にひねって5〜10秒キープ。反対側も同様に行いましょう。

立って行う腰痛予防ストレッチ2

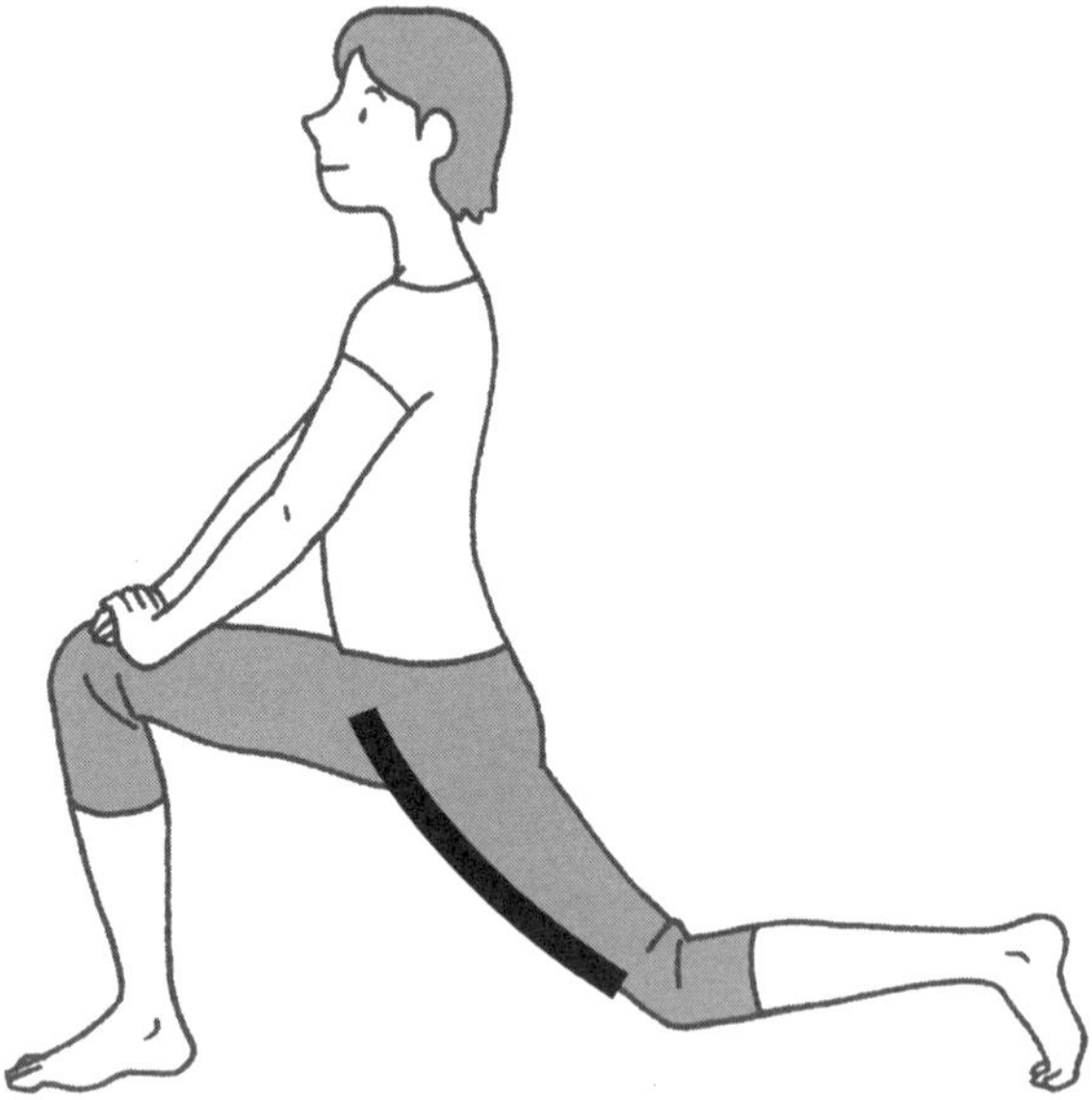

足を大きく前後に開き、前のひざは曲げ、後ろに引いた脚の付け根を伸ばすように体を落としていきます。伸ばした状態で3呼吸。左右交互に1〜2回行います。

首こり

首を前に出した姿勢が続くと、重い頭を支えるために首に過剰に負担がかかって緊張し、首こりを招きます。ストレッチで硬くなった首をよく伸ばしましょう。

首こり予防ストレッチ

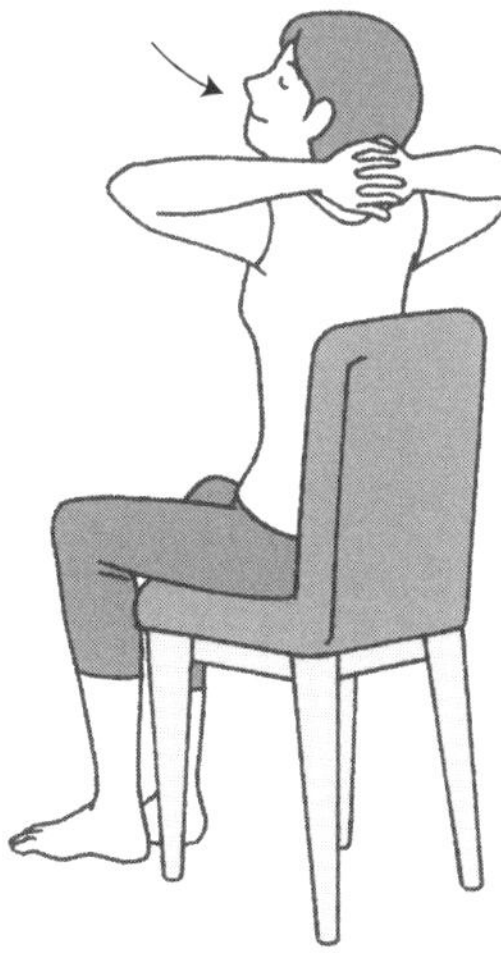

① 椅子に座って、両手を頭の後ろで組みます。

② 次に、頭を両手に押しつけるように後ろへ押します。

このとき首は反らさずに長くたもって。3呼吸キープ。

肩こり

猫背姿勢が続くと、左右の肩甲骨が開いて肩は内側に巻き込まれたまま硬くなって、血流が悪化し、肩こりの原因になります。肩甲骨まわりをよくほぐして予防を。

肩こり予防ストレッチ

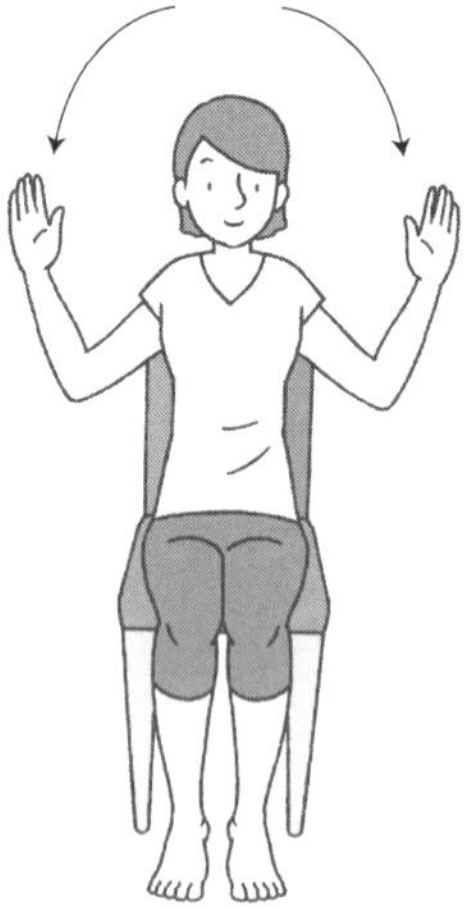

① 椅子に座って、手のひらを前にして両腕を上げます。

② 次に、ひじを曲げて腕を下ろし、手のひらを外側に向けます。このとき左右の肩甲骨が中央に寄るのを意識しましょう。これを10回。

脚のだるさ

長時間座ると、ひざ裏が硬くなりひざが痛み、脚の血液やリンパ液が滞って脚のだるさやむくみの原因に。ひざ裏と足首の曲げ伸ばしで循環をよくして、不調を防ぎましょう。

脚のだるさ予防ストレッチ

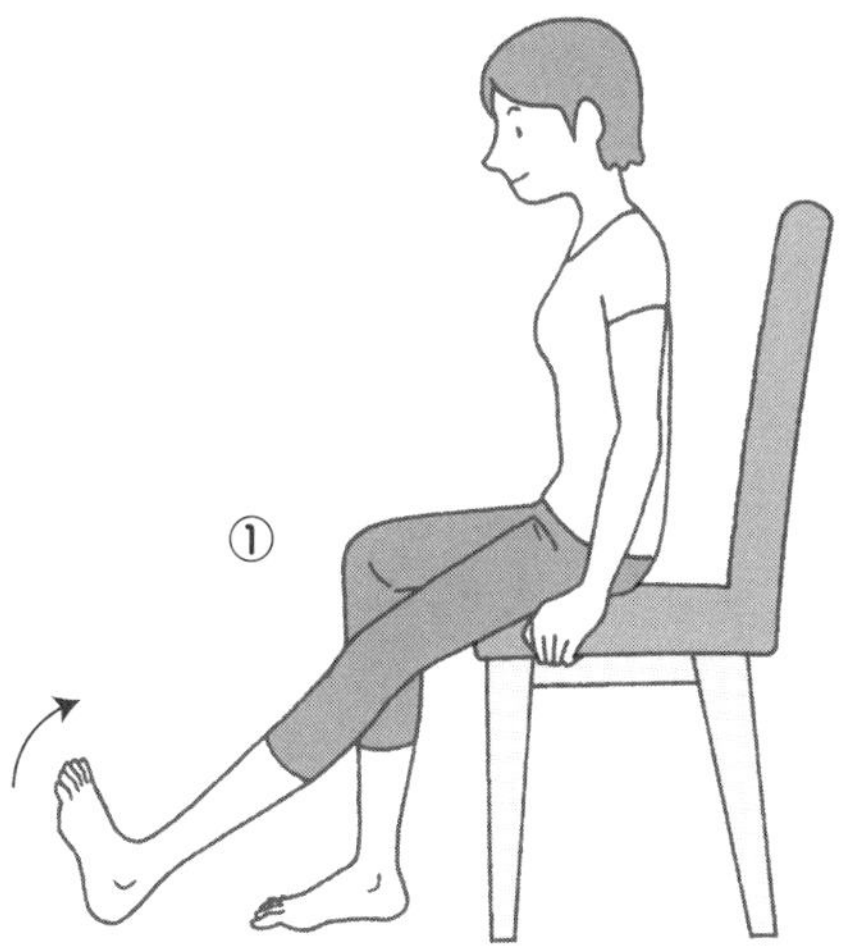

① 椅子に座って、片方の脚を前に伸ばし、両手は椅子の座面に置いて体を支えます。前に出した脚の足首を曲げて足先を手前にグーッと倒します。

脚のだるさ予防ストレッチ

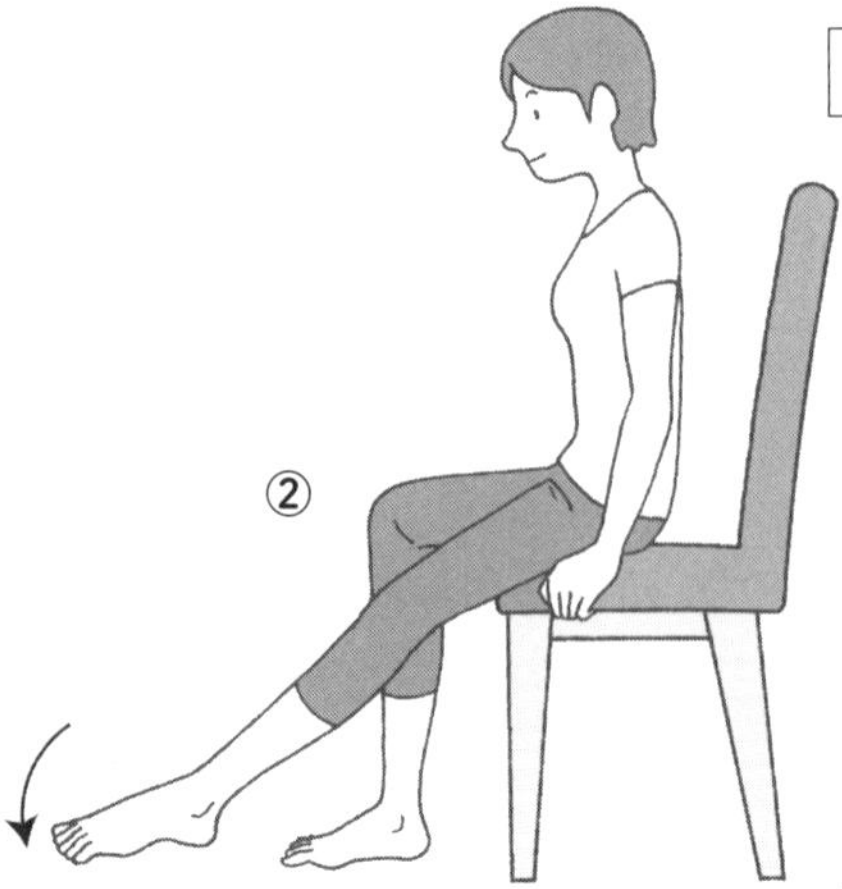

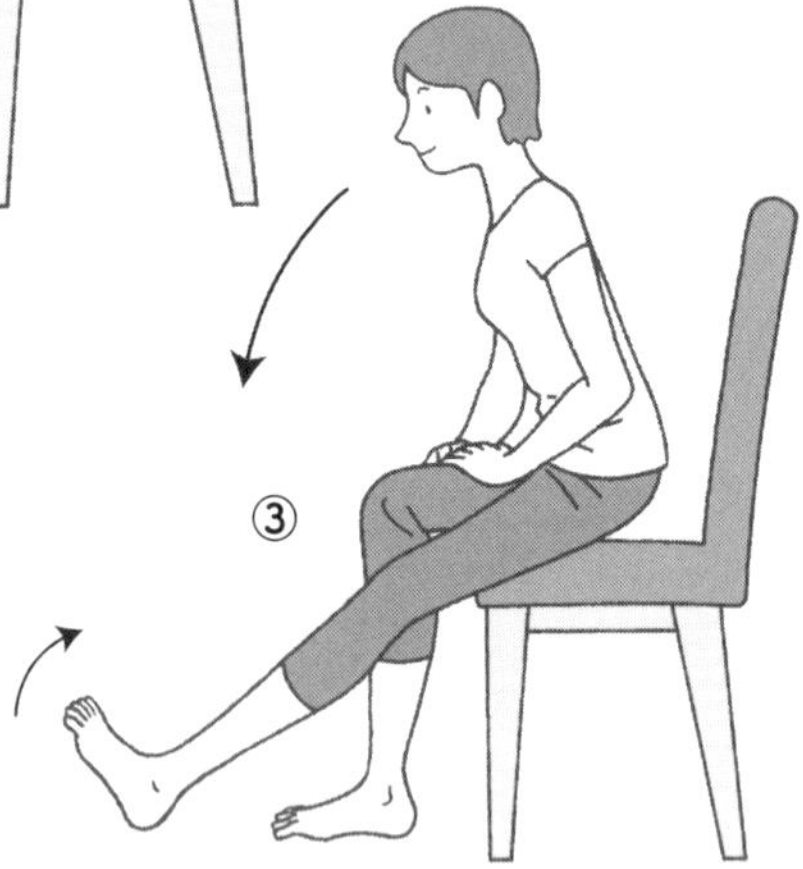

② 次に、足首を伸ばして足の甲をグーッと伸ばし、足裏を床につけます。①、②の足首の曲げ伸ばしを10回。

③ 次に、両手を曲げたほうの脚の太ももに置き、①、②の足首の曲げ伸ばしの動きをしながら上体を前に倒して5呼吸キープ。

①～③を脚を入れ替えて同様に行いましょう。

イライラ

イライラしているときは交感神経が優位になっている状態。ゆっくりと深い呼吸をすれば、副交感神経のスイッチが入り、精神状態が落ち着きます。

イライラ解消呼吸

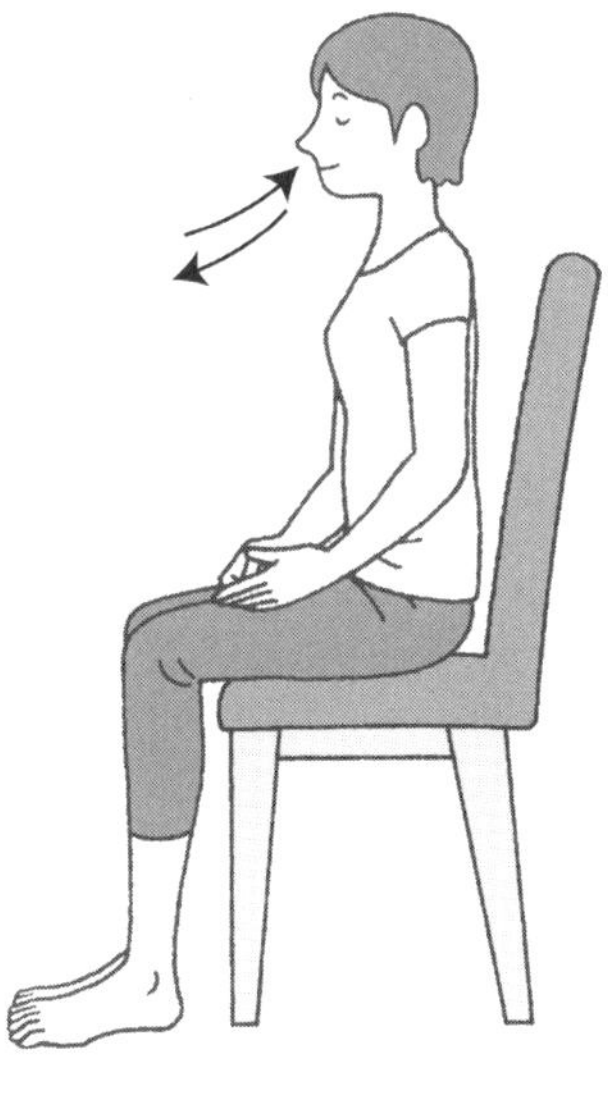

① 椅子に座って、背すじを伸ばし、丹田（おへそから指４本分下のあたり）に力を入れます。ゆっくりと鼻から息を吸います。このとき肋骨が前後左右に広がるのを意識しましょう。

② 次に、鼻からゆっくりと息を吐きます。このとき膨らんでいた肋骨がしぼむのを意識しましょう。①、②の呼吸を、もう一人の自分が1m上から自分を見つめているようなイメージで、自分を俯瞰《ふかん》しながら、ゆっくりと10回繰り返しましょう。

おわりに

ゼロポジ座り、早速お試しいただけましたでしょうか？

ほんの少し座り方を変えるだけで、格段に体が疲れにくくなるのを感じていただけたのではないでしょうか。

ゼロポジ座りを続けるうちに、腰痛や肩こりなどを感じることが減ったと感じる人も多いと思います。

そう感じていただけたなら、整形外科医である私にとって、これほどうれしいことはありません。

世界で最も長く座っていると言われている私たち日本人は、長く座っていてもいかに健康を保つかを考えることが大切です。

座り続けているから健康になれないと諦めるのではなく、座り続けていても健康を保とうと前向きにとらえていただきたいのです。

私は、そんな座り時間の長い、頑張っているすべての人にゼロポジ座りを伝えたく思い、この本を作りました。

ダメポジ座りを長年続けていたために、体のあちこちに痛みが生じている人も多いと思いますが、そんな人も、今日からゼロポジ座りに変えてみてください。

たったそれだけで、あなたの生活が今までよりグッと快適でラクになるはずです。

体がラクになれば、心もラクになり、笑顔でいる時間も増えることでしょう。

ゼロポジ座りで、たくさんの人に幸せが訪れることを祈っています。

中村格子

中村格子（なかむら・かくこ）

整形外科医・医学博士・スポーツドクター／Dr. KAKUKO スポーツクリニック院長／
よこはま健康づくり広報大使／日本体操協会専任メディカルスタッフ（新体操）

横浜市立大学医学部卒業。「健康であることは美しい」をモットーに整形外科医・スポーツドクターとして各種競技の日本代表選手をはじめとしたトップアスリートを支える傍ら、スポーツと医療の架け橋としてより多くの人の健康で美しい人生をサポートすべく、自身のクリニックのほかテレビ・雑誌などのメディアでも多数活動。現役臨床整形外科医として25年以上のキャリアとトップアスリートのコンディショニングの経験から、独自のエクササイズを提案。特別な道具やテクニックは一切必要なく、体力に自信がない方や痛みのある方、運動が苦手な方でも安心して取り組めるエクササイズが特長。シリーズ累計82万部を超えるベスト＆ロングセラー『大人のラジオ体操』（講談社）をはじめ、著書多数。

講談社の実用BOOK
医師《いし》が教《おし》えるゼロポジ座《ずわ》り **疲《つか》れない、太《ふと》らない、老《ふ》けない**

2019年1月29日　第1刷発行

著　者　中村格子《なかむらかくこ》

発行者　渡瀬昌彦
発行所　株式会社 講談社
〒112-8001　東京都文京区音羽2-12-21
電話　編集　03-5395-3529
販売　03-5395-4415
業務　03-5395-3615

デザイン　島内泰弘デザイン室
イラスト　須藤裕子
編集協力　和田美穂
印刷所　株式会社新藤慶昌堂
製本所　株式会社国宝社
ISBN 978-4-06-514430-5